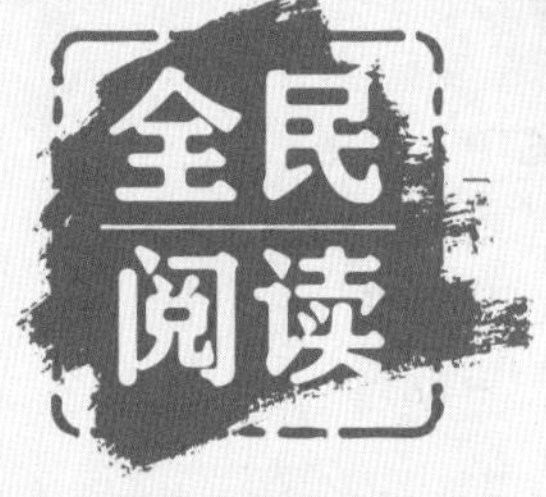

总主编
何清湖

常见病防治进家庭口袋本丛书

冠心病

主编 / 刘建和

全国百佳图书出版单位
中国中医药出版社
·北　京·

图书在版编目（CIP）数据

冠心病 / 何清湖总主编；刘建和主编 . -- 北京：
中国中医药出版社，2024.7. --（全民阅读）. --
ISBN 978 - 7 - 5132 - 8834 - 7

Ⅰ. R541.4-49

中国国家版本馆 CIP 数据核字第 20247NX863 号

中国中医药出版社出版

北京经济技术开发区科创十三街 31 号院二区 8 号楼

邮政编码　100176

传真　010-64405721

北京盛通印刷股份有限公司印刷

各地新华书店经销

开本 787 × 1092　1/32　印张 3.25　字数 65 千字

2024 年 7 月第 1 版　2024 年 7 月第 1 次印刷

书号　ISBN 978 - 7 - 5132 - 8834 - 7

定价　29.80 元

网址　www.cptcm.com

服务热线　010-64405510

购书热线　010-89535836

维权打假　010-64405753

微信服务号　zgzyycbs

微商城网址　https://kdt.im/LIdUGr

官方微博　http://e.weibo.com/cptcm

天猫旗舰店网址　https://zgzyycbs.tmall.com

如有印装质量问题请与本社出版部联系（010-64405510）

《全民阅读·常见病防治进家庭口袋本丛书》

编委会

《冠心病》

编委会

主　　编　刘建和

副 主 编　张杼惠　刘瑢臻　何　涛

编　　委（以姓氏笔画为序）

王伟松　卢圣花　刘越美　李玉华　杨成龙

陈　程　赵吉锐　胡雅琪　袁恒佑　曾　英

曾　艳　谭　琦

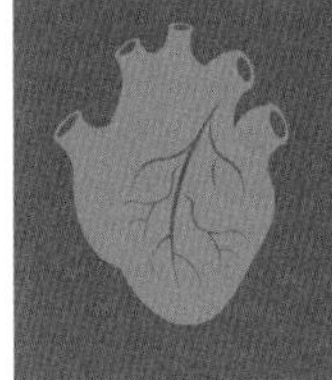

序言

“全民阅读”是国家重要的文化工程，是建设学习型社会的一项重要举措，有助于在全社会形成“多读书、读好书”的良好氛围和文明风尚。健康是老百姓最核心的追求之一，不仅与每个人、每个家庭息息相关，更关乎国家的繁荣与发展。人民健康是民族昌盛和国家富强的重要标志。建设“健康中国”战略有重要的意义，是实现“中国式现代化”的必然要求。

“中医药学包含着中华民族几千年的健康养生理念及其实践经验”，“是中华民族的伟大创造，是中国古代科学的瑰宝”。中医药学是我国珍贵的文化遗产，是打开中华文明宝库的钥匙，是中华文明得以延续和发展的重要保障，经历了数千年的沉淀与发展，直至今日依然熠熠生辉。中医药学积累了大量宝贵的健康养生理论及技术，如食疗、药疗、传统功法、情志疗法及外治法等，这些在我们的日常生活中处处可见，有着广泛的群众基础，为维护人民健康提供了重要保障。

2016 年 2 月 26 日，国务院印发《中医药发展战略规划纲要（2016—2030 年）》，其中明确指出，推动中医药进校园、进社区、进乡村、进家庭，将中医药基础知识纳入中小学传统文化、生理卫生课程，同时充分发挥社会组织作用，形成全社会“信中医、爱中医、用中医”的浓厚氛围和共同发展中医药的良好格局。为了科普中医药知识，促进全民健康，助力“健康中国”建设，世界中医药学会联合会慢病管理专业委员会组织全国专家学者编撰了《全民阅读·常见病防治进家庭口袋本丛书》。整套丛书包括 10 册，即《便秘》《感冒》《高血压》《冠心病》《颈椎病》《咳嗽》《失眠》《糖尿病》《痛风》《血脂异常》。我们希望通过《全民阅读·常见病防治进家庭口袋本丛书》向广大群众科普常见病的中医药防治知识，帮助老百姓更好地培养健康生活习惯，提高防病治病的能力。本套丛书在保证科学性与专业性的前提下，将介绍的内容趣味化（通俗易懂）、生活化（贴近实际）、方法化（实用性强）。

1. 科学性

作为科普丛书，科学性是第一要素。世界中医药学会联合会慢病管理专业委员会组织行业内的知名专家学者编撰本套丛书，并进行反复推敲与审校，确保科普知识的科学性、专业性与权威性。

2. 通俗性

本套丛书在编写过程中肩负着重要的使命，就是让深奥的中医药知识科普化，使博大精深的中医药理论妙趣横生，从而吸引读者。因此，我们对中医药理论进行反复“咀嚼”与加工，使文字简约凝练、通俗易懂，使内容图文并茂、形象生动。

3. 实用性

本套丛书内容贴近实际，凝集了老百姓日常生活中常遇到的健康问题，如糖尿病、高血压、痛风等，重视以具体问题为导向，不仅使读者产生共鸣，发现和了解生活中的常见健康问题，而且授之以渔，提供中医药干预思路，做到有方法、实用性强。

《全民阅读·常见病防治进家庭口袋本丛书》将“全民阅读”与“健康中国”两大战略工程相结合，由众多中医权威专家共同撰写，是适合全民阅读的大众科普读物的一次结集出版，对传播中医药文化、指导老百姓养生保健有很好的作用。在此特别感谢世界中医药学会联合会慢病管理专业委员会、湖南中医药大学、湖南医药学院等单位对本套丛书编撰工作的大力支持，对一直关心、关注、支持本套丛书的专家学者表示诚挚的感谢。

由于时间比较仓促，加之编者水平有限，本套丛书可能还存在一些不足之处，恳请广大读者提出宝贵的意见和建议，以便再版时修正。

世界中医药学会联合会慢病管理专业委员会会长
湖南中医药大学教授、博士生导师
湖南医药学院院长
何清湖
2024 年 4 月

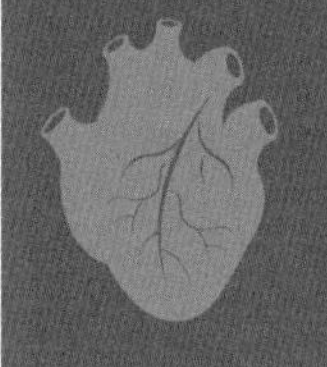

前言

健康是人生最宝贵的财富，然而疾病却是绕不开的话题。冠状动脉粥样硬化性心脏病（简称“冠心病”）是发病率高的疾病之一，具有高致残率及高致死率。不过，冠心病又是可防、可控、可治之病，我们可以在日常生活中运用食疗、穴位按摩和中药等手段来防治。

我们聚集了中医学、推拿学及食疗药膳学等领域的专家学者，精心编写了“全民阅读·常见病防治进家庭口袋本丛书”之《冠心病》。本书便于携带，可随手翻阅。

本书介绍了冠心病常见证型的症状、舌脉，便于读者自我识别，从而采用本书介绍的相应防治法。本书针对冠心病的每个证型均介绍了防治的常用穴位、家常食物、常用中药、精选食疗方及辨证选用的家用中成药，突出了受众面广、简单易学、方便实用等特点。希望本书能为广大读者进一步了解并使用冠心病常用防治方法，提高生活质量带来帮助。

由于水平有限，编写时若有所疏漏，恳请读者指正，以便再版时修正！

《冠心病》编委会

2024 年 4 月

目 录

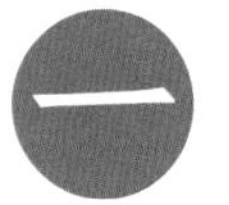

一 防治冠心病 23 招

养护心脏，畅通血管

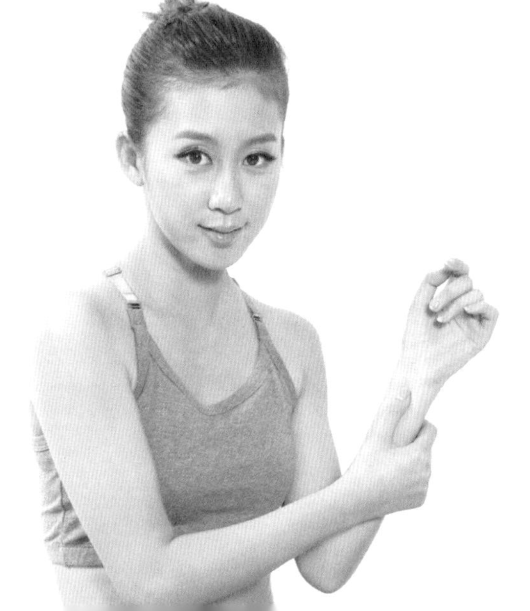

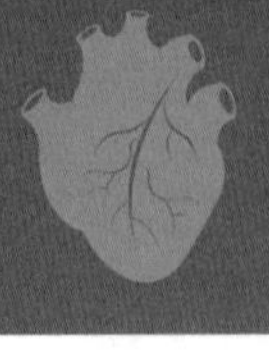

气滞血瘀型冠心病调理 25 招

理气活血，通络

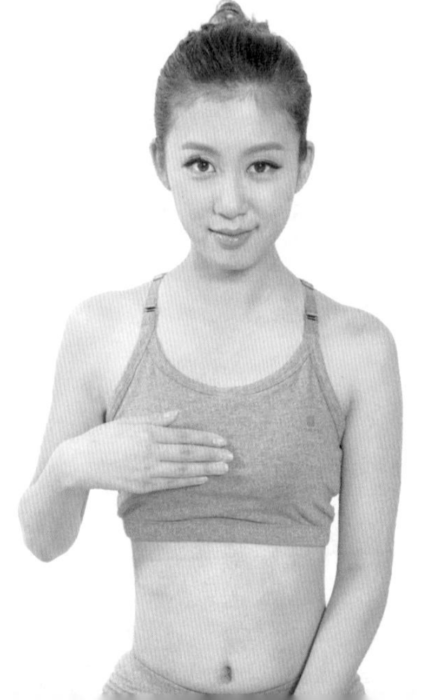

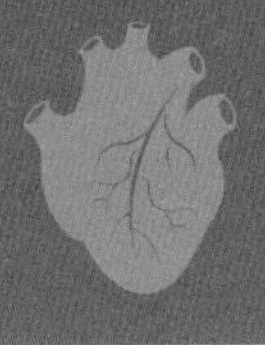

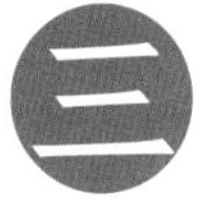

三 寒邪凝滞型冠心病调理 23 招

通阳散寒，止痛

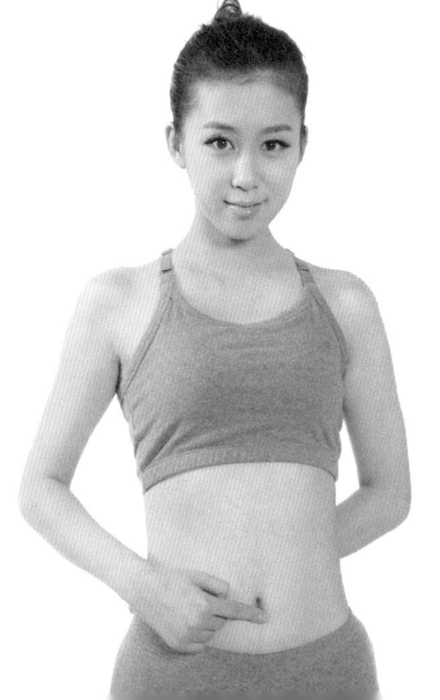

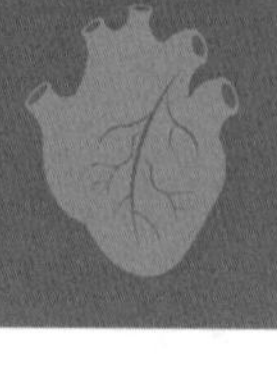

四 痰浊痹阻型冠心病调理 23 招

祛痰化浊，通心络

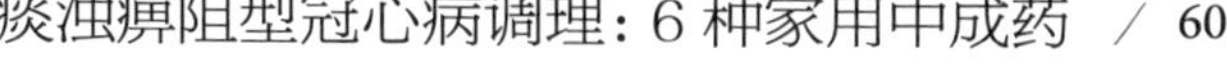

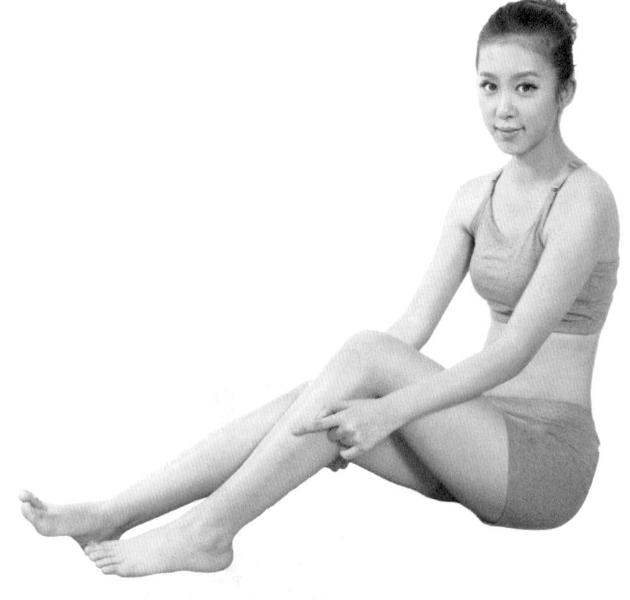

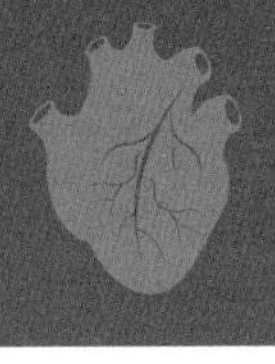

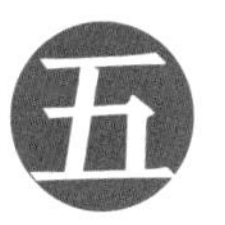

阳气虚衰型冠心病调理 24 招

温补阳气，抵抗心衰

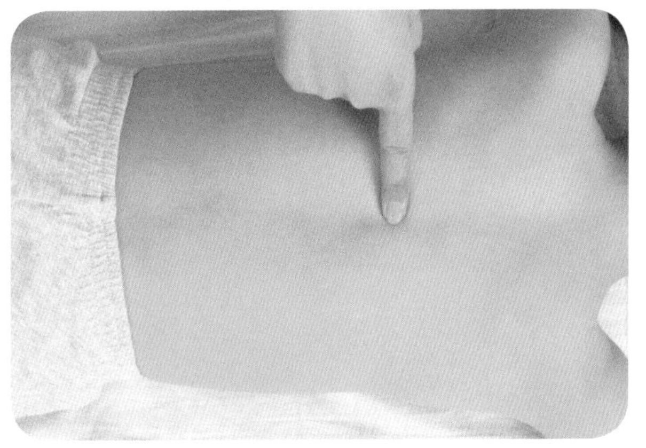

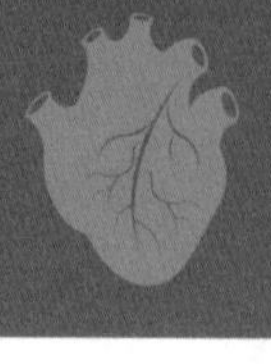

气阴两虚型冠心病调理 21 招

益气养阴，呵护心脏

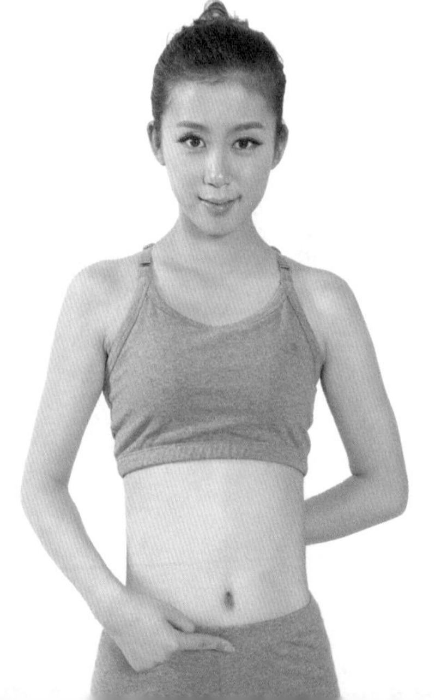

一

防治冠心病 23 招

养护心脏，畅通血管

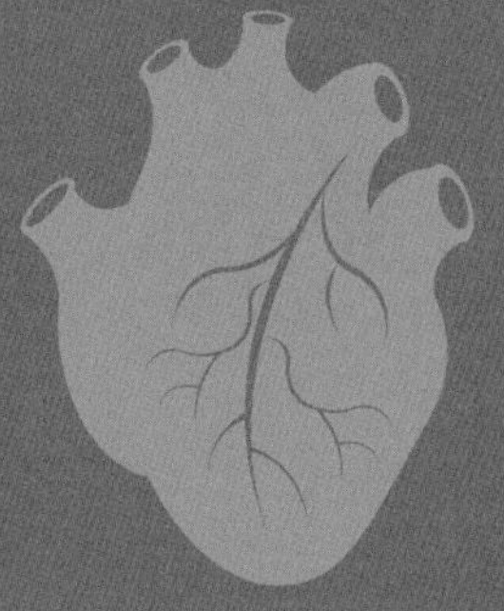

微信扫描二维码
有声点读新体验

冠心病
有哪些常见表现

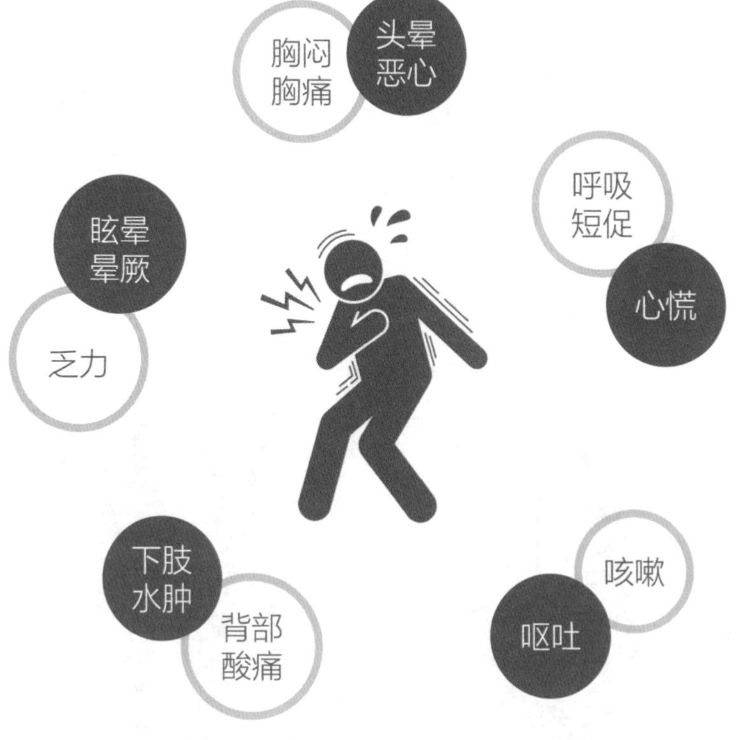

冠心病防治：4 大常用穴位

对症按摩调理方

按揉内关穴

取穴原理 内关穴为手厥阴心包经络穴，八脉交会穴，与阴维脉相通，“阴维为病苦心痛”，按摩该穴能宽胸理气、活血通络止痛。

功效主治 宽胸理气，活血通络止痛。主治冠心病、心绞痛、心律不齐等。

穴名解读 内关穴属于手厥阴心包经，位于前臂内侧要处，犹如关隘，故名“内关”。

操作方法

用拇指指腹按揉内关穴3~5分钟，以有酸胀感为宜。

定位

本穴在前臂前区，腕掌侧远端横纹上 2 寸，掌长肌腱与桡侧腕屈肌腱之间。

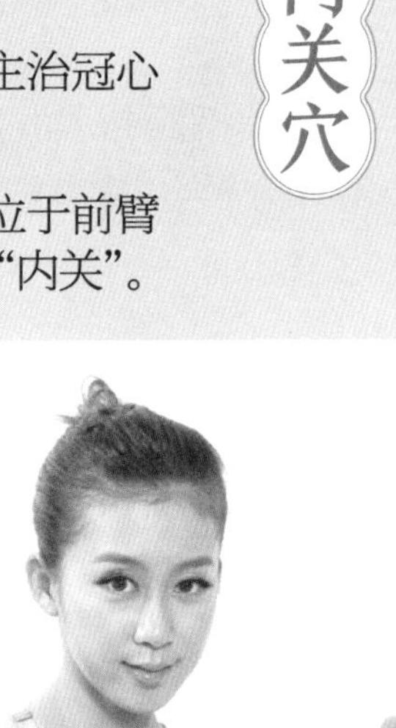

按揉阴郄穴

取穴原理	阴郄穴为手少阴心经郄穴，功善行气通络，化瘀止痛，治疗心脏急症。
功效主治	行气通络，化瘀止痛。主治冠心病、心痛、惊悸、骨蒸盗汗、吐血、衄血等。
穴名解读	“阴”，水也；“郄”，空隙也。因本穴有地部孔隙与心经体内经脉相通，从通里穴传来的地部经水由本穴回流至心经的体内经脉，故名“阴郄”。

操作方法

用食指指腹按揉阴郄穴3~5分钟，以有酸胀感为宜。

定位

本穴位于前臂掌侧，尺侧腕屈肌腱的桡侧缘，腕掌侧远端横纹上0.5寸。

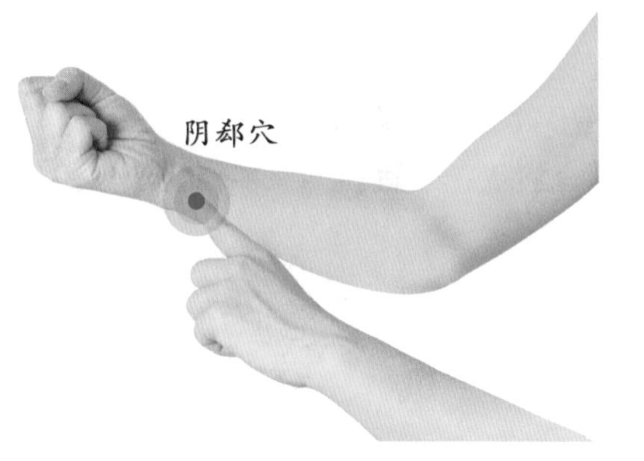

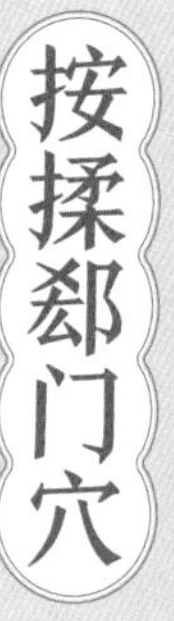

按揉郄门穴

取穴原理	郄门穴为手厥阴心包经郄穴，功善行气通络，化瘀止痛，治疗心脏急症。
功效主治	行气通络，化瘀止痛。主治冠心病、胸痛、心悸、心动过速、心绞痛、神经衰弱、乳腺炎等。
穴名解读	“郄”，通隙；“门”，指门户。本穴位于前臂，两筋相夹，分肉之间，即桡骨与尺骨之间隙处，状如门户，故名“郄门”。

操作方法

用食指指腹按揉郄门穴3~5分钟，以有酸胀感为宜。

定位

本穴位于前臂前侧，腕掌侧远端横纹上5寸，掌长肌腱与桡侧腕屈肌腱之间。

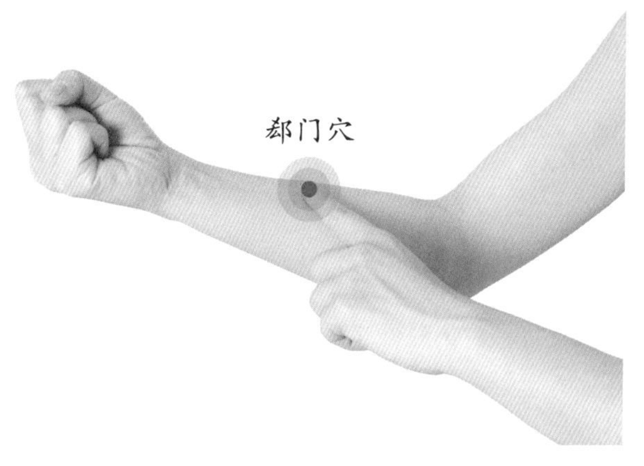

按揉膻中穴

取穴原理 膻中为八会穴之气会，心包募穴，取之可行气通阳，化瘀止痛。

功效主治 行气通阳，化瘀止痛。主治心血管疾病，如冠心病、心绞痛、心悸、心肌缺血等。

穴名解读 “膻”，指空腔；“中”，指中央。因该穴在玉堂之下的胸腔中部，两乳中间，且为心之外周，代心布令，居于胸膜之中，故名“膻中”。

操作方法

除拇指外的四指并拢，用指腹按揉膻中穴 3~5 分钟，以有酸胀感为宜。

定位

本穴在胸部，横平第 4 肋间，前正中线上。

膻中穴

冠心病防治：4 种家常食物

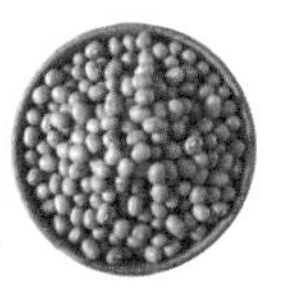

绿豆

性味归经：性寒，味甘，归心、肝、胃经。

功能：清热，利水，解毒，降脂，抗动脉粥样硬化，抗肿瘤。用于暑热烦渴，感冒发热。

用法：煎食、煮食。

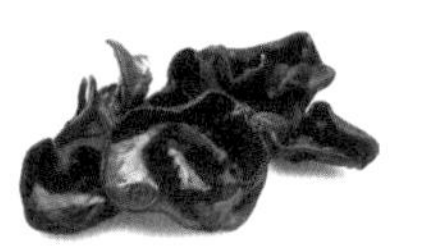

木耳

性味归经：性平，味甘，归胃、大肠经。

功能：补气养血，保护心血管。用于气血亏虚导致的血脂异常，动脉粥样硬化，高血压。

用法：炒食、煮食。

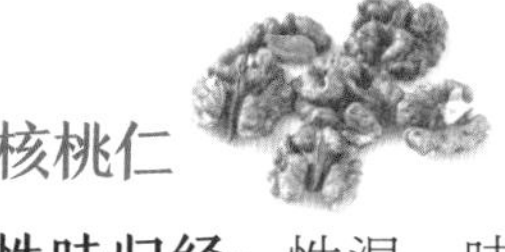

核桃仁

性味归经：性温，味甘，归肾、大肠、肺经。

功能：补肾益精，降血脂，抗脂质过氧化。用于心痛，腰痛，脂肪肝，遗精。

用法：生食、煮食。

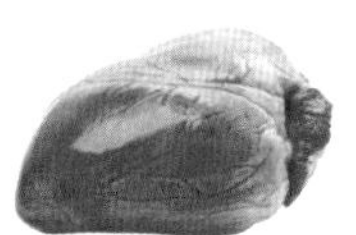
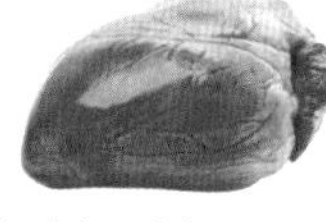

猪心

性味归经：性平，味甘、咸，归心经。

功能：补血养心。用于心血不足导致的自汗，失眠，神志恍惚。

用法：炒食、煮食。

其他常见食物：驴肉、花生油、麻油、海带等。

冠心病防治：4 种常用中药

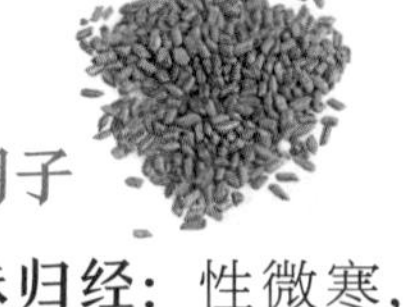

决明子

性味归经：性微寒，味甘、苦、咸，归肝、大肠经。

功效主治：清泻肝火。用于冠心病，动脉粥样硬化，头痛眩晕，目暗不明。

用法：9 ~ 15 克，煎服。

禁忌：气虚便溏者慎服。

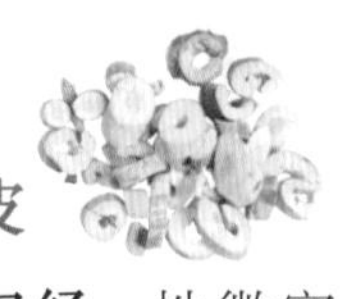

牡丹皮

性味归经：性微寒，味苦、辛，归心、肝、肾经。

功效主治：活血化瘀。用于动脉粥样硬化，以及热入营血所致的温毒发斑。

用法：3 ~ 10 克，煎服。

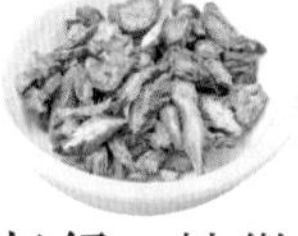

丹参

性味归经：性微寒，味苦，归心、肝经。

功效主治：活血祛瘀，止痛。用于血瘀胸痹心痛，以及血瘀所致的月经不调，痛经，创伤肿痛。

用法：10 ~ 15 克，煎服。

桃仁

性味归经：性平，味苦、甘，归心、肝、大肠经。

功效主治：活血祛瘀。用于瘀血阻滞所致的痛经，跌打损伤等。

用法：5 ~ 10 克，煎服。

禁忌：孕妇不宜服用。

其他常用中药：延胡索、姜黄、降香、红花、川芎等。

药食同源，养心防病：5 道精选食疗方

玉米绿豆粥

降脂减肥

材料：玉米粒 100 克，绿豆 50 克，糯米 30 克。

做法：

1 绿豆、玉米粒、糯米洗净，绿豆、糯米用水浸泡 4 小时。

2 锅内加适量清水烧开，加玉米粒、绿豆和糯米，大火煮开后转小火，熬煮 40 分钟即可。

功效

玉米可以降低血液胆固醇水平并防止其沉积于血管壁；绿豆清热利尿，可以减小血液对血管壁的压力。二者搭配食用有助于降脂减肥，保护心血管。

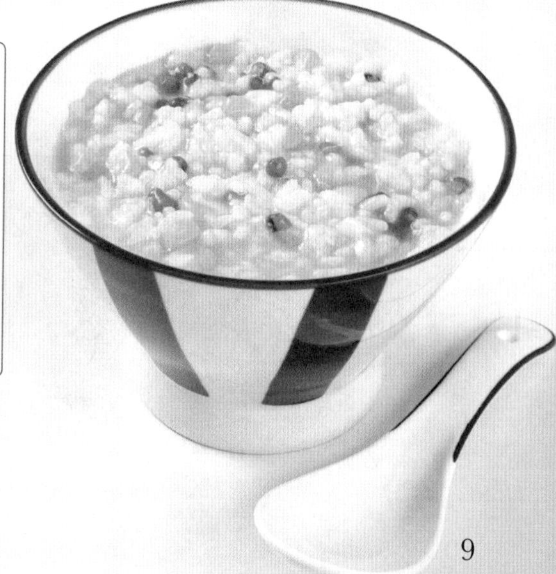

降压护心

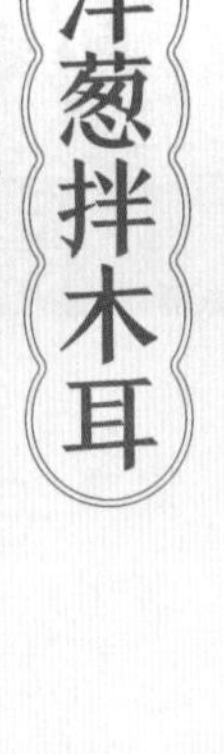

洋葱拌木耳

材料：水发木耳 100 克，洋葱 250 克。

调料：香油 3 克，盐、醋各 1 克。

做法：

1 水发木耳择洗干净，撕成小朵，用沸水焯烫，捞出过凉，沥干水分；洋葱洗净，切小片。

2 取小碗，加盐、醋、香油搅拌均匀，制成调味汁。

3 取盘，放入洋葱片和焯好的木耳，淋入调味汁拌匀即可。

功效

洋葱可降低血液黏稠度；木耳可补气养血。二者一起搭配食用可以补气降压，保护心血管。

丝瓜炒猪心

补心气，缓解胸闷

材料：猪心500克，丝瓜200克。

调料：姜丝、植物油、生抽、盐、淀粉各适量。

做法

1 丝瓜切片，猪心切片，加入姜丝、盐、植物油、淀粉、生抽腌制。

2 先把猪心爆炒一下，然后放入丝瓜一起炒热，再倒入一点儿水，盖上锅盖焖一下。

3 打开锅盖翻炒几下，撒入适量盐，再翻炒几下即可出锅。

功效

补养心气，清热利湿，缓解心脏不适引起的胸口憋闷。

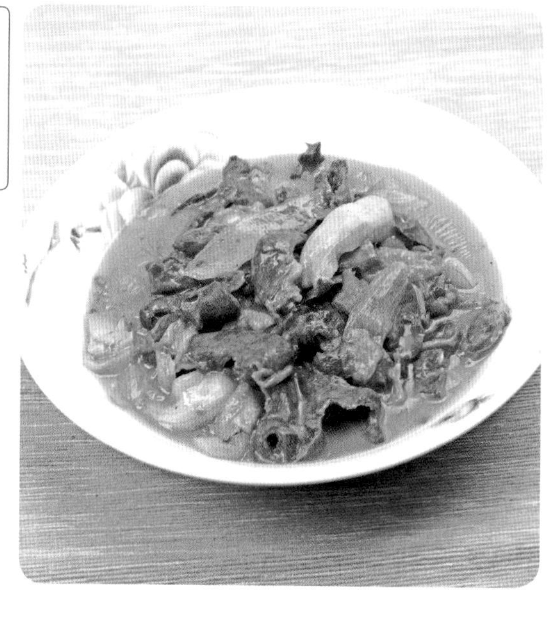

决明子桑菊饮

材料：决明子 10 克，菊花干品、枸杞子、桑叶干品各 8 克。

做法：

1 将决明子、菊花、枸杞子、桑叶去杂质，洗净。

2 将这些材料一起放入砂锅中，倒入适量清水，煎煮约 5 分钟。

3 滤出汤水，代茶饮用即可。

功效

决明子可以清肝火、益肾、明目，与菊花、枸杞子和桑叶搭配，具有降脂降压，养肝明目的功效，有助于减少患冠心病的风险。

丹参红花粥

活血散瘀

材料：丹参 10 克，红花 6 克，白砂糖 5 克，粳米 150 克。

做法：

1 丹参润透，切成薄片；红花洗净，去杂质；粳米淘洗干净。

2 将粳米、丹参、红花一同放入锅内，加入 800 毫升清水。

3 先用大火煮沸，再改用小火慢煮 30 分钟，最后加入白砂糖即可。

温馨提示： 本方应在医生指导下使用。

功效

丹参可以促进血液循环，扩张冠状动脉，防止血小板聚集；红花可以活血调经，散瘀止痛。二者一起搭配食用可以活血散瘀，有助于防治动脉粥样硬化。

冠心病防治：6 种家用中成药

1 复方丹参片

活血化瘀，行气止痛。用于气滞血瘀所致的胸痹。

2 麝香保心丸

芳香温通，益气强心。用于胸痹，心前区疼痛，痛处固定不移。

3 血栓心脉宁胶囊

益气活血，开窍止痛。用于胸痹，症见半身不遂，头晕目眩，或胸闷心痛，心悸气短。

4 灯盏花素片

活血化瘀，通经活络。用于脑络瘀阻，心脉闭阻，胸痹心痛。

5 速效救心丸

行气活血，祛瘀止痛。用于气滞血瘀型冠心病，缓解心绞痛。

6 通心络胶囊

益气活血，通络止痛。用于冠心病心绞痛，症见胸闷，刺痛或绞痛，痛处固定不移，心悸自汗。

温馨提示：中成药应在医生指导下使用，下同。

二

气滞血瘀型冠心病调理 25 招

理气活血，通络

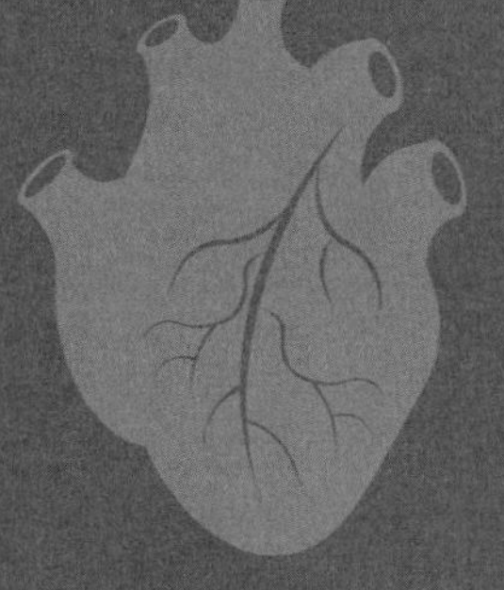

微信扫描二维码
有声点读新体验

气滞血瘀型冠心病有哪些常见表现

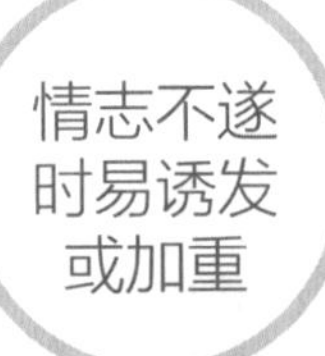

情志不遂
时易诱发
或加重

心痛
彻背

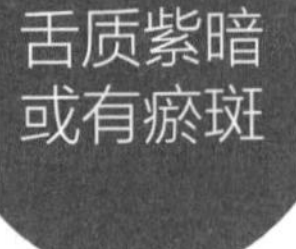

舌质紫暗
或有瘀斑

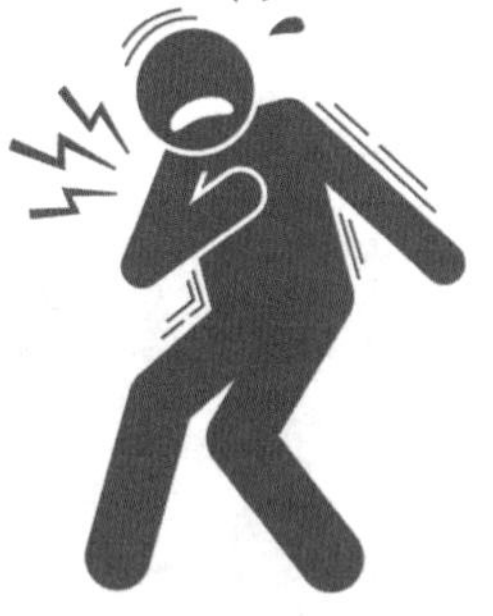

心胸
疼痛

脉弦涩

气滞血瘀型冠心病调理：7 大常用穴位

对症按摩调理方

按揉内关穴

取穴原理	内关穴为手厥阴心包经络穴，八脉交会穴，与阴维脉相通，“阴维为病苦心痛”，按摩该穴能宽胸理气、活血通络止痛。
功效主治	宽胸理气，活血通络止痛。主治冠心病、心绞痛、心律不齐等。
穴名解读	内关穴属于手厥阴心包经，位于前臂内侧要处，犹如关隘，故名“内关”。

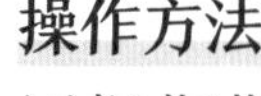

操作方法

用拇指指腹按揉内关穴 3~5 分钟，以有酸胀感为宜。

定位

本穴在前臂前区，腕掌侧远端横纹上 2 寸，掌长肌腱与桡侧腕屈肌腱之间。

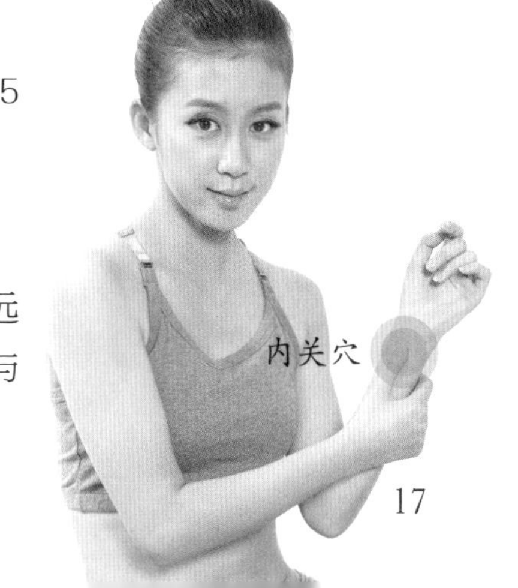

按揉阴郄穴

取穴原理 阴郄穴为手少阴心经郄穴，功善行气通络，化瘀止痛，治疗心脏急症。

功效主治 行气通络，化瘀止痛。主治冠心病、心痛、惊悸、骨蒸盗汗、吐血、衄血等。

穴名解读 “阴”，水也；“郄”，空隙也。因本穴有地部孔隙与心经体内经脉相通，从通里穴传来的地部经水由本穴回流至心经的体内经脉，故名“阴郄”。

操作方法

用食指指腹按揉阴郄穴3~5分钟，以有酸胀感为宜。

定位

本穴位于前臂掌侧，尺侧腕屈肌腱的桡侧缘，腕掌侧远端横纹上0.5寸。

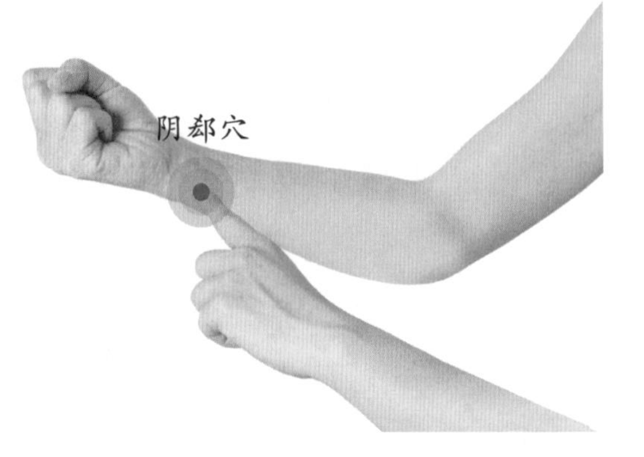

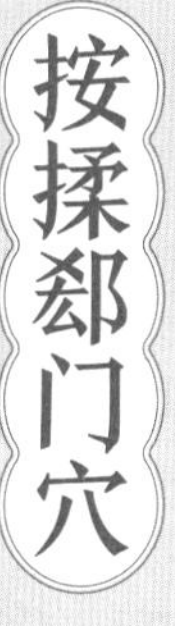

按揉郄门穴

取穴原理 郄门穴为手厥阴心包经郄穴，功善行气通络，化瘀止痛，治疗心脏急症。

功效主治 行气通络，化瘀止痛。主治冠心病、胸痛、心悸、心动过速、心绞痛、神经衰弱、乳腺炎等。

穴名解读 “郄”，通隙；“门”，指门户。本穴位于前臂，两筋相夹，分肉之间，即桡骨与尺骨之间隙处，状如门户，故名“郄门”。

操作方法

用食指指腹按揉郄门穴3~5分钟，以有酸胀感为宜。

定位

本穴位于前臂前侧，腕掌侧远端横纹上5寸，掌长肌腱与桡侧腕屈肌腱之间。

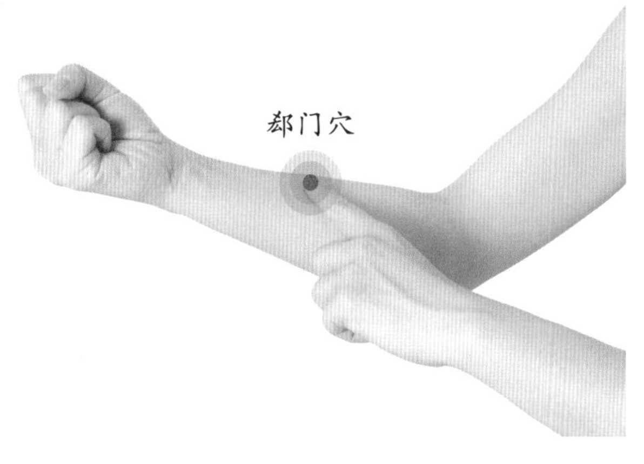

按揉膻中穴

取穴原理 膻中为八会穴之气会，心包募穴，取之可行气通阳，化瘀止痛。

功效主治 行气通阳，化瘀止痛。主治心血管疾病，如冠心病、心绞痛、心悸、心肌缺血等。

穴名解读 “膻”，指空腔；“中”，指中央。因该穴在玉堂之下的胸腔中部，两乳中间，且为心之外周，代心布令，居于胸膜之中，故名“膻中”。

操作方法

除拇指外的四指并拢，用指腹按揉膻中穴 3~5 分钟，以有酸胀感为宜。

定位

本穴在胸部，横平第 4 肋间，前正中线上。

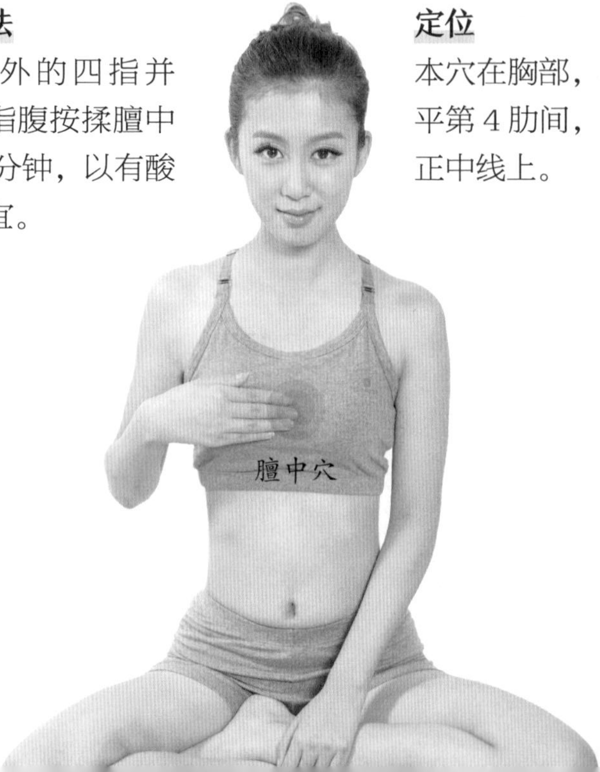

膻中穴

按揉太冲穴

取穴原理 太冲穴是肝经的原穴，调控气血的运行，按揉此穴有疏肝理气、通调三焦气机的功效。

功效主治 疏肝理气，清热泻火，通经活络。主治头痛、眩晕、目赤肿痛、口眼㖞斜、腹胀、高血压、下肢麻痹、脚肿等。

穴名解读 “太”，大；“冲”，冲盛。肝藏血，冲脉为血海，肝与冲脉相应，脉气合而盛大，故名“太冲”。

操作方法

用拇指或食指指腹按揉太冲穴3~5分钟，以有酸胀感为宜。

定位

本穴在足背，第1、2跖骨间，跖骨底结合部前方凹陷中，或触及动脉搏动。

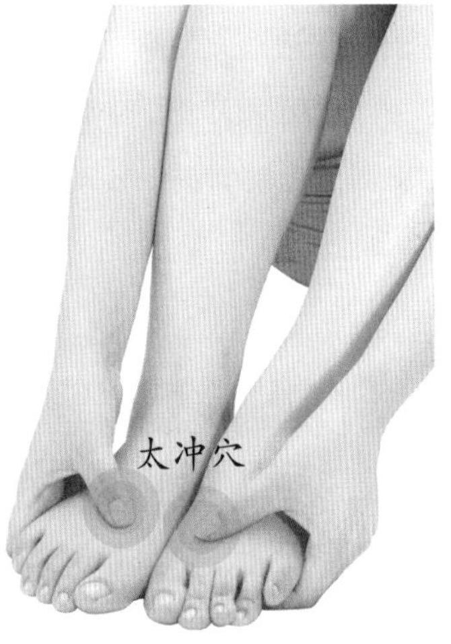

按揉血海穴

取穴原理 血海穴是脾经上的穴位，脾经产生的气血都会归聚在血海穴，按揉血海穴能够起到运化脾血、活血通络的作用。

功效主治 益气养血，活血化瘀。主治贫血、股内侧痛、月经不调、湿疹等。

穴名解读 “血”，气血的血；“海”，海洋。本穴善治各种血证，犹如聚血重归于海，故名“血海”。

操作方法

用拇指或食指指腹按揉血海穴3~5分钟，以有酸胀感为宜。

定位

本穴在股前区，髌底内侧端上2寸，股内侧肌隆起处。

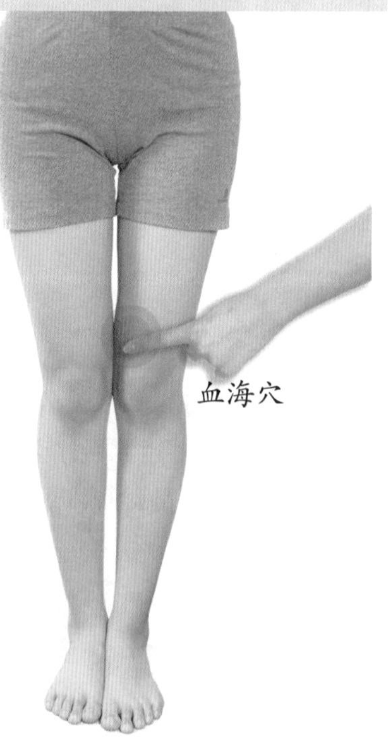

按揉膈俞穴

取穴原理	膈俞穴有通经调气的作用，能减少动脉硬化，改善脑供血。
功效主治	养血和营，理气宽胸，活血通络。主治冠心病、贫血、恶心、呕吐、胃胀、胃痛等。
穴名解读	“膈”，心之下、脾之上也；“俞”，输也。膈中的气血物质由本穴外输膀胱经，故名“膈俞穴”。

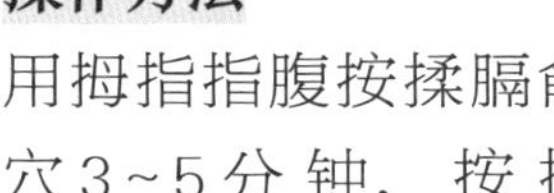

操作方法

用拇指指腹按揉膈俞穴3~5分钟，按揉的手法要均匀、柔和，以局部有酸痛感为佳。

定位

本穴在脊柱区，第7胸椎棘突下，后正中线旁开1.5寸。

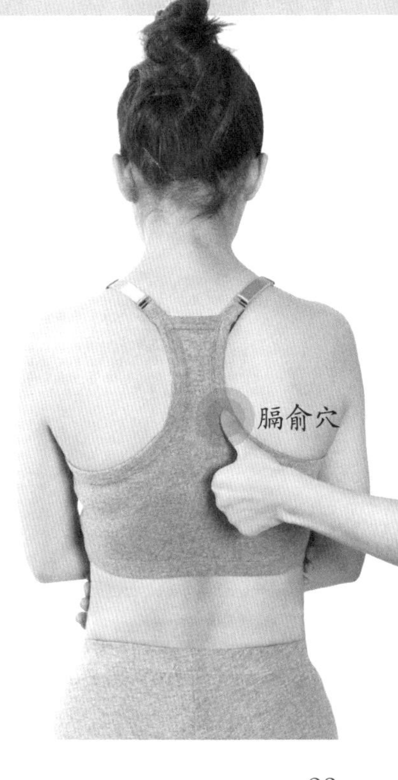

气滞血瘀型冠心病调理：4种家常食物

橘子

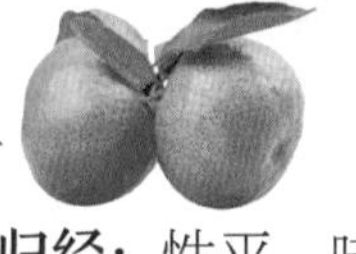

性味归经：性平，味甘、酸，归肺、胃经。

功能：疏肝解郁，理气化痰。用于咳嗽痰多，呃逆，胸膈结气。

用法：生食、煮食。

红糖

性味归经：性温，味甘，归肝、脾、胃经。

功能：补脾缓肝，活血散瘀，加速血液循环。用于瘀血阻络，月经不调，妇女血虚。

用法：开水冲食。

山楂

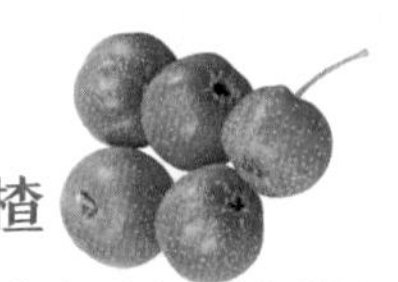

性味归经：性微温，味酸、甘，归脾、胃、肝经。

功能：活血散瘀、行气止痛，降血脂，增加冠脉血流量。用于气滞血瘀，纳呆食少，食肉不消。

用法：生食、煎食、煮食。

香菇

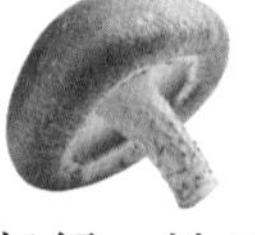

性味归经：性平，味甘，归肝、胃经。

功能：化痰理气，散结消肿，抗凝血和抗氧化，降血脂。用于气滞血瘀，高血压。

用法：炒食、煮食。

其他常见食物：茄子、沙棘、醋等。

气滞血瘀型冠心病调理：4 种常用中药

陈皮

性味归经：性温，味辛、苦，归脾、肺经。

功效主治：理气健脾，燥湿化痰。用于气滞胸痹，湿痰寒痰，咳嗽痰多，胸腹胀满，纳呆呕逆。

用法：3～10 克，煎服。

禁忌：阴虚燥咳者慎服。

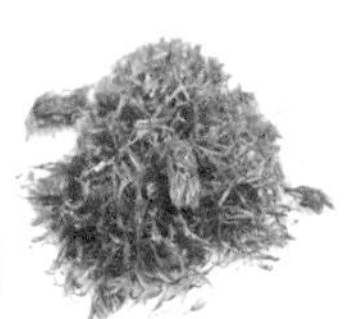

红花

性味归经：性温，味辛，归心、肝经。

功效主治：活血调经，散瘀止痛。用于瘀血阻滞，胸痹心痛，胸胁刺痛。

用法：3～10 克，煎服。

禁忌：孕妇、月经过多的人慎服。

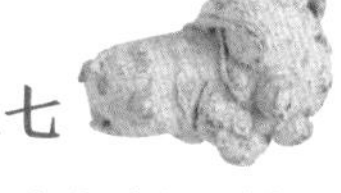

三七

性味归经：性温，味甘、微苦，归肝、胃经。

功效主治：散瘀止血。用于血滞胸腹刺痛。

用法：3～9 克，煎服。

禁忌：孕妇慎服。

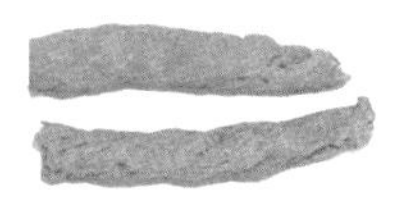

柴胡

性味归经：性微寒，味辛、苦，归肝、胆、肺经。

功效主治：退热理气，疏肝解郁。用于胸胁胀痛。

用法：3～10 克，煎服。

其他常用中药：香附、当归、丹参、郁金、桃仁等。

药食同源，理气活血：4 道精选食疗方

香菇油菜

降脂降压

材料：油菜 400 克，鲜香菇 100 克。

调料：盐、酱油、葱花、白糖各 2 克，植物油适量。

做法：

1 油菜洗净，掰开备用；鲜香菇洗净去蒂，切片备用。

2 锅中放入适量油，烧热后用葱花炝锅，放入香菇片，加入酱油、白糖调味，放入油菜迅速翻炒，将熟时加盐调味即可。

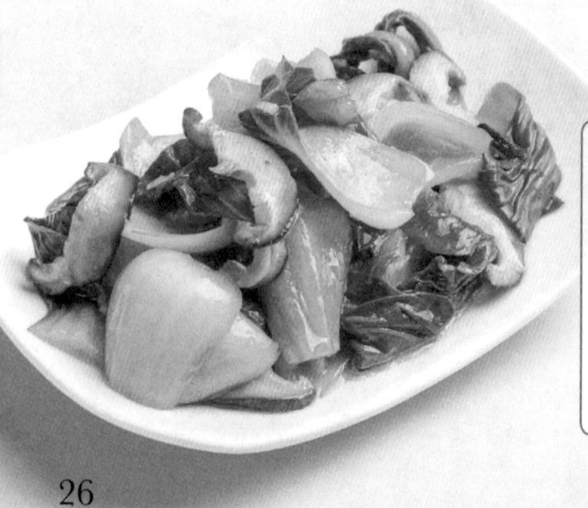

功效

香菇可以抑制胆固醇水平上升，具有降脂作用；油菜为低脂蔬菜，有助于降血压。二者搭配食用有利于降脂降压，保护心血管。

山楂橘子羹

理气活血

材料：山楂糕、橘子各 250 克。

调料：白糖、水淀粉各适量。

做法：

1 将山楂糕切成碎块；橘子去皮及核，切成块。

2 锅置火上，加入适量清水，水沸后将山楂糕放入锅中煮 15 分钟，再放入白糖和橘子，水开后用水淀粉勾稀芡即可。

功效

山楂可以开胃消食，行气活血；橘子可以理气化痰。二者一起食用能理气活血，调理气滞血瘀型冠心病。

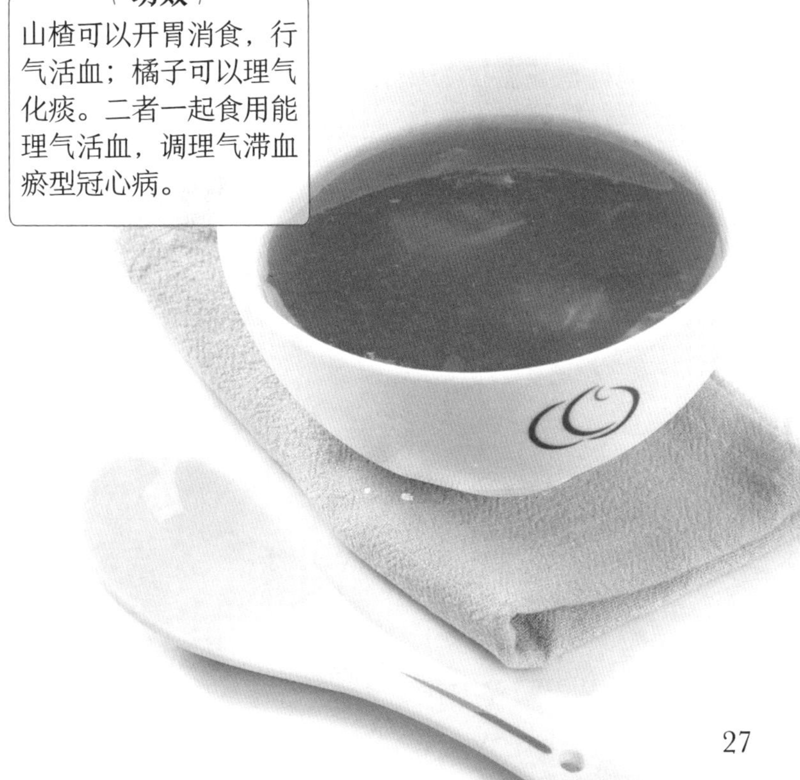

阿胶粥

补气养血

材料：糯米 100 克，阿胶 30 克，红糖 10 克。

做法：

1 阿胶清洗干净，捣碎；糯米淘洗干净，用水浸泡 4 小时。

2 锅置火上，倒入适量清水烧开，放入糯米大火煮沸，再转小火，待粥稠后加入阿胶，调入红糖即成。

功效

阿胶是补血圣品，可以平肝润肺；糯米与红糖也是补血佳品。三者搭配食用可以补气养血。

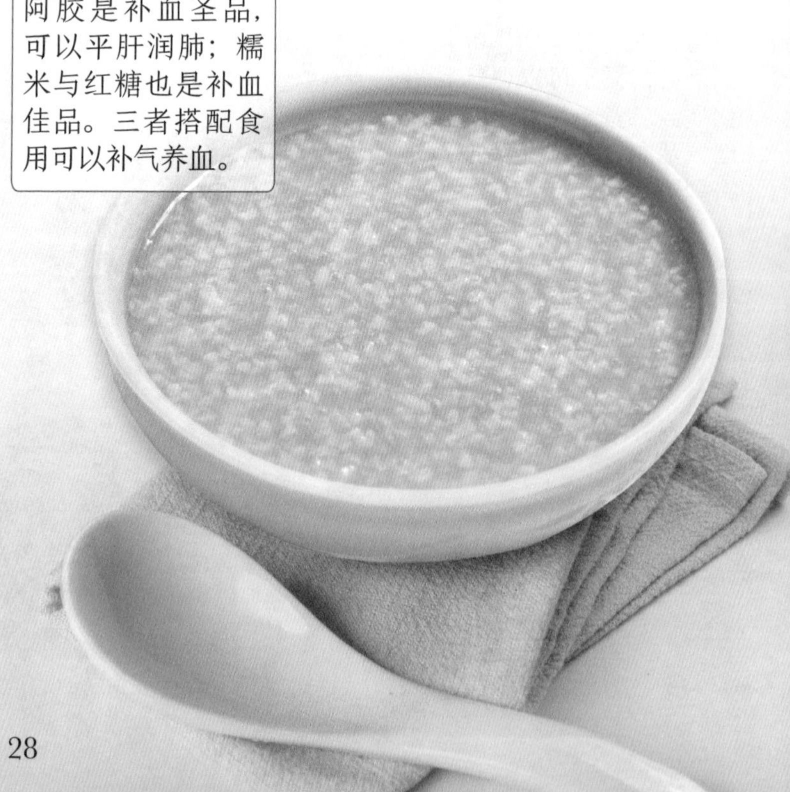

煮料豆

行气祛瘀止痛

材料：当归12克，枸杞子20克，牛膝、生地黄、熟地黄各10克，白芍、菊花、川芎、甘草、陈皮、白术各3克，炒黄芪5克，黑豆2000克。

做法：

1 将准备好的中药和黑豆一起放到砂锅中，加适量清水，小火炖煮。

2 煮至黑豆熟烂后，去中药，吃豆即可。

温馨提示：本方应在医生指导下使用。

功效

陈皮可以理气健脾；当归可以补血活血，祛瘀止痛。它们与黑豆、菊花、川芎等合用可以行气止痛，清热祛瘀。

气滞血瘀型冠心病调理：6种家用中成药

1 通心络胶囊

益气活血，通络止痛。用于心气虚乏，瘀血阻络之冠心病、心绞痛等。

2 心痛康胶囊

益气活血，温阳养阴，散结止痛。用于气滞血瘀之心胸刺痛或闷痛。

3 血府逐瘀胶囊

活血祛瘀，行气止痛。用于气滞血瘀之胸痹、头痛等。

4 银杏叶片

活血化瘀通络。用于瘀血阻络之胸痹心痛、冠心病、心绞痛等。

5 复方丹参滴片

活血化瘀，理气止痛。用于气滞血瘀之胸痹、冠心病等。

6 抗栓保心片

活血化瘀。用于血瘀之胸闷、心悸、心绞痛、心律不齐等。

其他常见中成药：脉络通冲剂、养心康片等。

三

寒邪凝滞型冠心病调理 23 招

通阳散寒，止痛

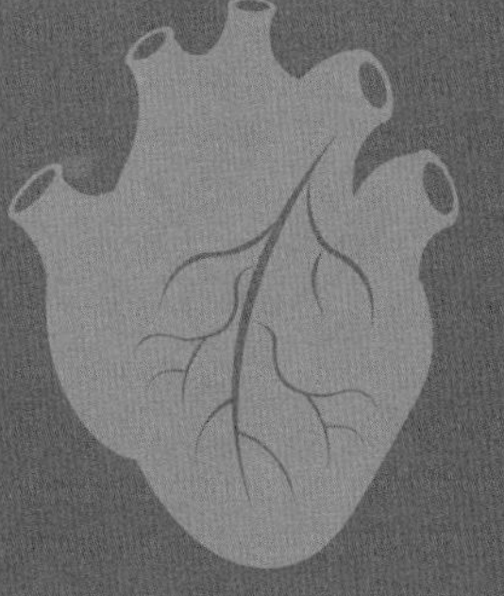

寒邪凝滞型冠心病有哪些常见表现

喘不
得卧
天气骤冷
或骤感风
寒时加重
手足
不温
冷汗
自出
心痛
彻背
猝然
心痛
苔薄白
脉沉紧
或沉细
胸闷
气短
面色
苍白

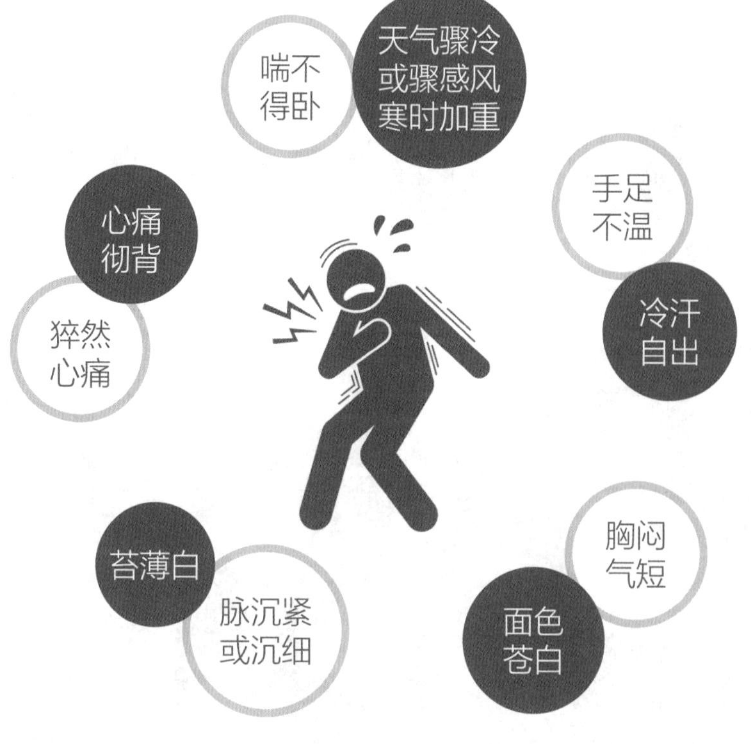

寒邪凝滞型冠心病调理：7 大常用穴位

对症按摩调理方

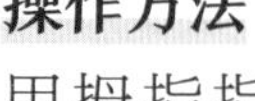

按揉内关穴

取穴原理	内关穴为手厥阴心包经络穴，八脉交会穴，与阴维脉相通，“阴维为病苦心痛”，按摩该穴能宽胸理气、活血通络止痛。
功效主治	宽胸理气，活血通络止痛。主治冠心病、心绞痛、心律不齐等。
穴名解读	内关穴属于手厥阴心包经，位于前臂内侧要处，犹如关隘，故名“内关”。

操作方法

用拇指指腹按揉内关穴3~5分钟，以有酸胀感为宜。

定位

本穴在前臂前区，腕掌侧远端横纹上 2 寸，掌长肌腱与桡侧腕屈肌腱之间。

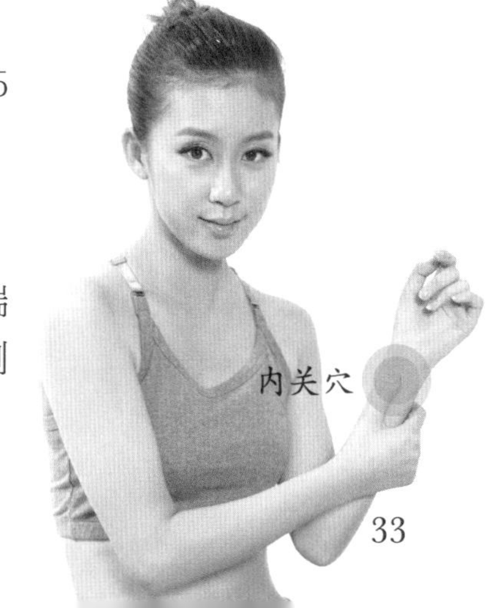

按揉阴郄穴

取穴原理	阴郄穴为手少阴心经郄穴，功善行气通络，化瘀止痛，治疗心脏急症。
功效主治	行气通络，化瘀止痛。主治冠心病、心痛、惊悸、骨蒸盗汗、吐血、衄血等。
穴名解读	“阴”，水也；“郄”，空隙也。因本穴有地部孔隙与心经体内经脉相通，从通里穴传来的地部经水由本穴回流至心经的体内经脉，故名“阴郄”。

操作方法

用食指指腹按揉阴郄穴3~5分钟，以有酸胀感为宜。

定位

本穴位于前臂掌侧，尺侧腕屈肌腱的桡侧缘，腕掌侧远端横纹上0.5寸。

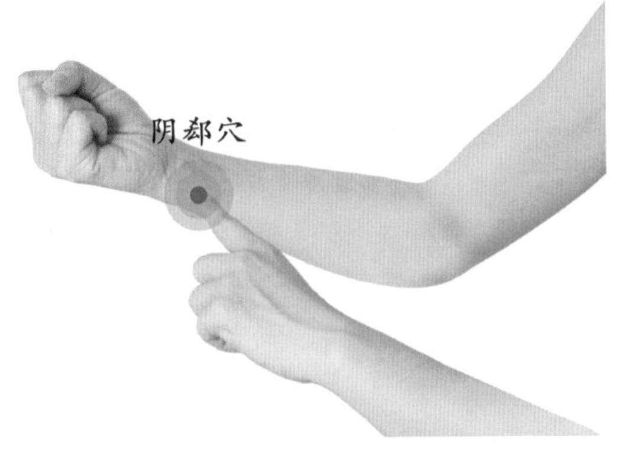

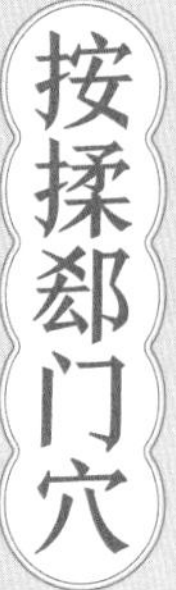

取穴原理	郄门穴为手厥阴心包经郄穴，功善行气通络，化瘀止痛，治疗心脏急症。
功效主治	行气通络，化瘀止痛。主治冠心病、胸痛、心悸、心动过速、心绞痛、神经衰弱、乳腺炎等。
穴名解读	“郄”，通隙；“门”，指门户。本穴位于前臂，两筋相夹，分肉之间，即桡骨与尺骨之间隙处，状如门户，故名“郄门”。

操作方法

用食指指腹按揉郄门穴3~5分钟，以有酸胀感为宜。

定位

本穴位于前臂前侧，腕掌侧远端横纹上5寸，掌长肌腱与桡侧腕屈肌腱之间。

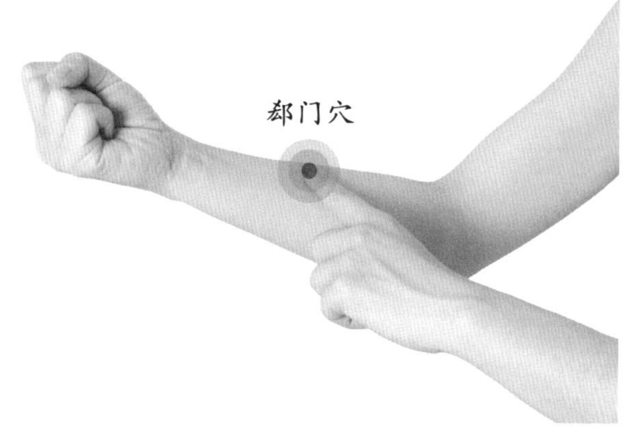

按揉膻中穴

取穴原理 膻中为八会穴之气会，心包募穴，取之可行气通阳，化瘀止痛。

功效主治 行气通阳，化瘀止痛。主治心血管疾病，如冠心病、心绞痛、心悸、心肌缺血等。

穴名解读 “膻”，指空腔；“中”，指中央。因该穴在玉堂之下的胸腔中部，两乳中间，且为心之外周，代心布令，居于胸膜之中，故名“膻中”。

操作方法

除拇指外的四指并拢，用指腹按揉膻中穴 3~5 分钟，以有酸胀感为宜。

定位

本穴在胸部，横平第 4 肋间，前正中线上。

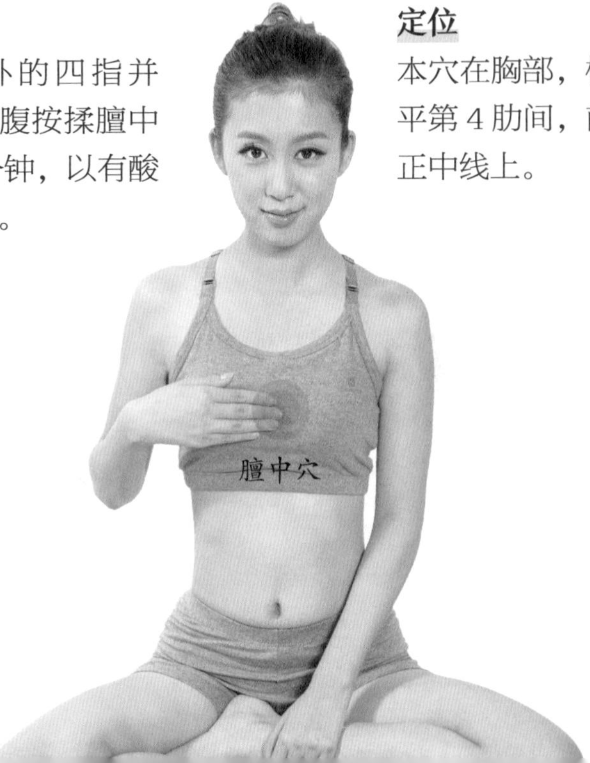

膻中穴

按揉神阙穴

取穴原理 神阙是保健常用穴，经常按摩可补亏虚，散寒止痛。

功效主治 培元固本，回阳救逆。主治休克、脑出血、水肿、腹中虚冷、腹痛腹泻、肠鸣、关节炎、肩周炎、坐骨神经痛等。

穴名解读 变化莫测为“神”；“阙”指要处，穴当脐孔。名之“神阙”，是因胎儿赖此宫阙输送营养，灌注全身，使胎体逐渐发育，变化莫测。

操作方法

用食指指腹按揉穴位，以有酸痛感为佳。每次3~5分钟。

定位

本穴位于人体肚脐处。

神阙穴

按揉关元穴

取穴原理	按揉关元穴，可以大补元气，温补肾阳，散寒止痛。
功效主治	培元固本，补肾益气。主治中风脱证、虚劳冷惫、小腹疼痛、眩晕、肾虚腰酸、脱发及泌尿生殖系统疾病。
穴名解读	“关”，关藏；“元”，元气。本穴为人体元阴、元阳关藏之处，故名“关元”。

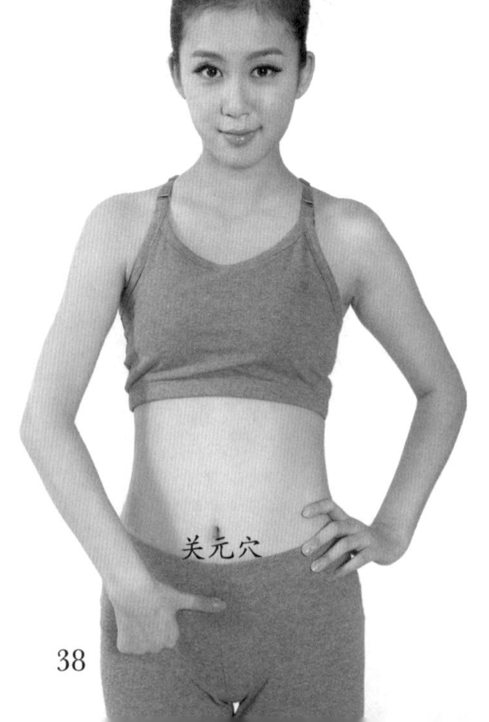

操作方法

用拇指指腹按揉关元穴3~5分钟，以有酸胀感为宜。

定位

本穴位于下腹部，脐中下3寸，人体前正中线上。

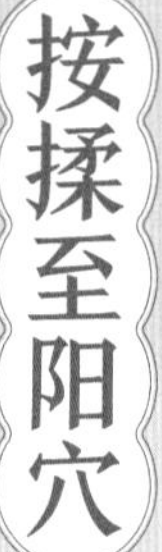

取穴原理 至阳穴可以振奋宣发全身阳气，通经活络，宽胸利膈。

功效主治 温阳散寒，宽胸止痛。主治咳嗽、气喘、胸胁胀痛、脊背强痛、肝炎、黄疸、胆囊炎、胃肠炎等。

穴名解读 “至”有极的含义。该穴属督脉，位于背部，当七椎之下，考督脉为阳经，背亦属阳，七乃阳数，三阳为极，故名“至阳”。

操作方法

用食指指腹按揉至阳穴3~5分钟，以有酸胀感为宜。

定位

本穴在第7胸椎棘突下凹陷中，后正中线上。

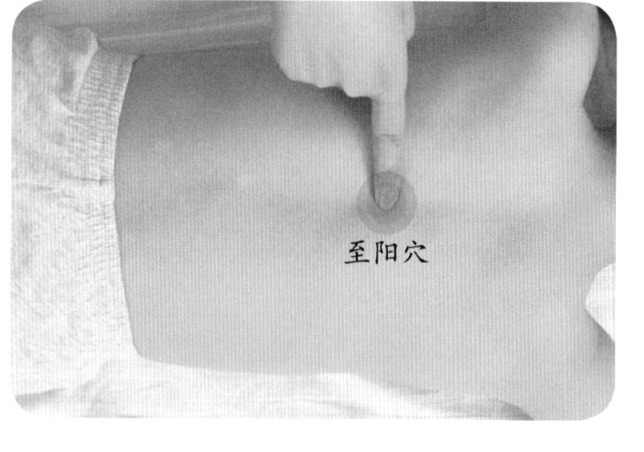

寒邪凝滞型冠心病调理：4种家常食物

葱白

性味归经：性温，味辛，归肺、胃经。

功能：发汗解表，散寒通阳。用于阴寒腹痛，风寒感冒。

用法：煎食、煮食、炒食。

禁忌：体虚自汗的人慎食。

大蒜

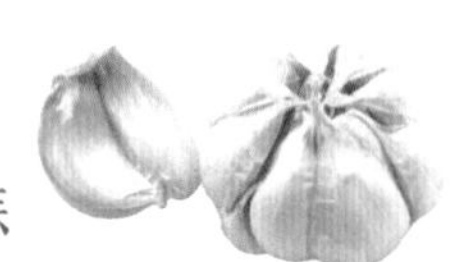

性味归经：性温，味辛，归脾、胃、肺、大肠经。

功能：温中行滞，解毒，降脂，杀虫。用于脘腹冷痛，感冒，肺痨，百日咳。

用法：生食、煎食、煮食、炒食。

禁忌：阴虚火旺的人慎食。

生姜

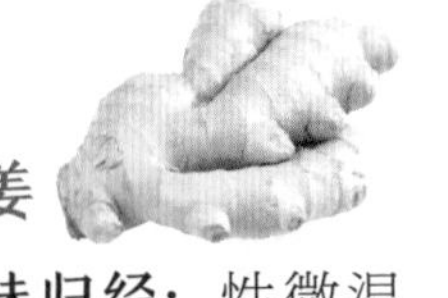

性味归经：性微温，味辛，归肺、胃、脾经。

功能：解表散寒，温中止呕。用于恶寒发热，头痛，恶心呕吐。

用法：炒食、煮食、炖食。

禁忌：阴虚内热的人慎食。

羊肉

性味归经：性热，味甘，归脾、胃、肾经。

功能：健脾温中，益气养血。用于脾胃虚寒，气血亏虚，虚劳不足，寒疝。

用法：煮食、炒食。

禁忌：孕妇不宜多食。

寒邪凝滞型冠心病调理：4种常用中药

肉桂

性味归经： 性大热，味辛、甘，归脾、心、肝、肾经。

功效主治： 补火助阳，引火归原，散寒止痛，温通经脉。用于心腹冷痛，阳虚所致的阳痿。

用法： 1～5克，煎服。

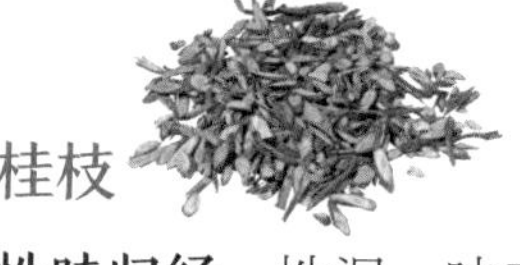

桂枝

性味归经： 性温，味辛、甘，归肺、心、膀胱经。

功效主治： 发汗解肌，温通经脉，助阳化气。用于心阳不振之心悸，奔豚，脘腹冷痛，关节痹痛。

用法： 3～10克，煎服。

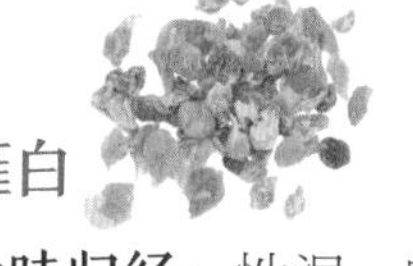

薤白

性味归经： 性温，味辛、苦；归心、肺、胃、大肠经。

功效主治： 通阳散结，行气导滞。用于胸痹心痛等。

用法： 5～10克，煎服。

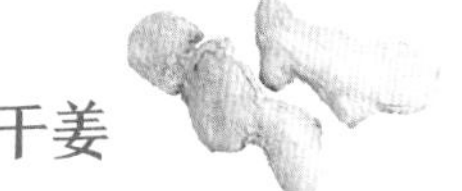

干姜

性味归经： 性热，味辛，归脾、胃、肾、心、肺经。

功效主治： 温中散寒，回阳通脉。用于亡阳证，脾胃寒证，脘腹冷痛，呕吐泄泻。

用法： 3～10克，煎服。

其他常用中药：细辛、附子等。

药食同源，通阳散寒：4 道精选食疗方

萝卜炖羊肉

祛寒健脾

材料：羊肉 200 克，萝卜 150 克。

调料：葱段、姜片各 15 克，花椒 1 克，盐 2 克。

做法：

1 羊肉和萝卜洗净，切块。

2 锅内加水烧开，放入羊肉块焯水，捞出。

3 砂锅内加水，放入羊肉块、萝卜块、葱段、姜片、花椒，大火烧开，转中小火炖至羊肉酥烂，最后加盐即可。

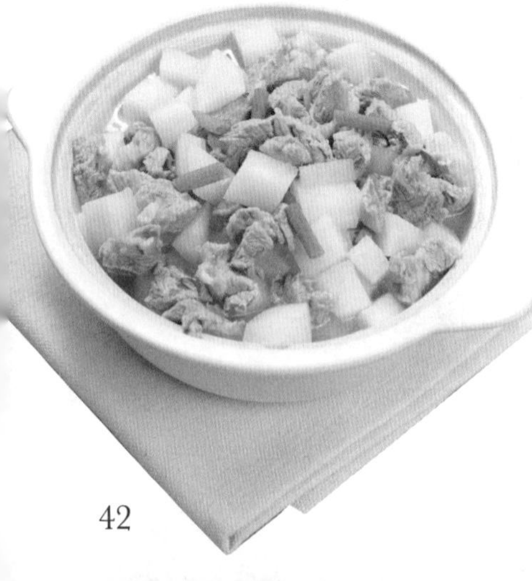

功效

羊肉可以祛寒补虚，健脾温中；萝卜可以健脾开胃，促消化；姜可以发散风寒，止呕助阳。它们一起搭配食用可以祛寒健脾，增强人体的抗病能力。

白斩鸡

通阳散寒

材料：净膛三黄鸡 1 只。

调料：葱段、姜片各 15 克，盐、草果各 5 克，香叶 3 克，八角 1 个，丁香 2 克，花雕酒 25 克，法香适量。

做法：

1 净膛三黄鸡焯水。

2 取小桶，加适量清水、盐、葱段、姜片、草果、香叶、八角、丁香、花雕酒烧沸，放三黄鸡，等汤再次煮沸后改小火煨 5 分钟，关火，闷 10~15 分钟。

3 取出鸡，用冰水浸泡，取出，切片，最后用法香点缀即可。

功效

鸡肉可以温中益气，健脾胃。它与有散寒通阳作用的葱白、生姜等搭配食用，可以温中散寒，健脾益气。

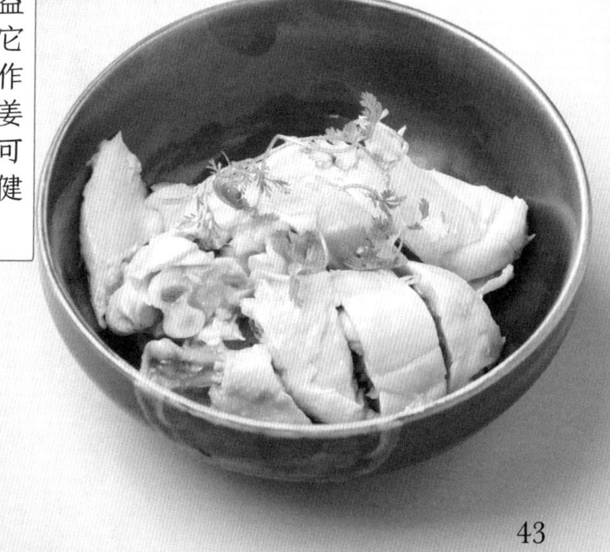

蒜泥茄子

温阳活血

材料：茄子 300 克，大蒜 35 克。

调料：盐 2 克，醋 5 克，香油适量。

做法：

1 茄子洗净，对半切开；大蒜去皮，切末。

2 将茄子蒸 20 分钟，取出，晾凉。

3 将蒜末放茄子上，加盐、醋调匀，最后滴上香油即可。

功效

大蒜可以温中行滞；茄子可以活血消肿。二者搭配食用可以温中活血，且有利于降血脂，预防动脉硬化。

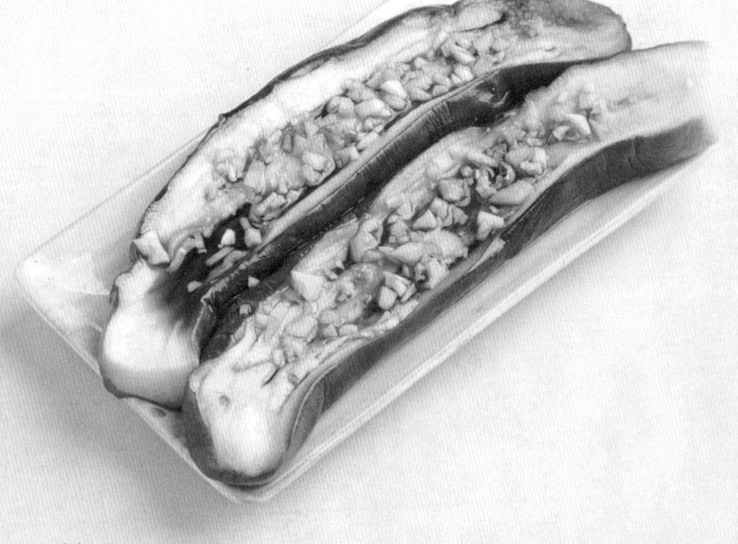

姜枣粥

温中散寒活血

材料：鲜玉米粒 50 克，鲜豌豆 30 克，红枣 6 枚，大米 100 克，姜片 15 克。

做法：

1 大米洗净，用水浸泡 30 分钟；鲜豌豆、鲜玉米粒洗净；红枣洗净，去核。

2 锅内加适量清水烧开，加入大米，大火煮开后转小火煮 10 分钟，加入姜片、红枣、鲜豌豆与鲜玉米粒，继续煮 20 分钟即可。

功效

生姜可散寒发汗，和胃止呕；红枣可健脾益胃，补中益气。它们与玉米和豌豆搭配食用可以暖胃祛寒，活血化瘀。

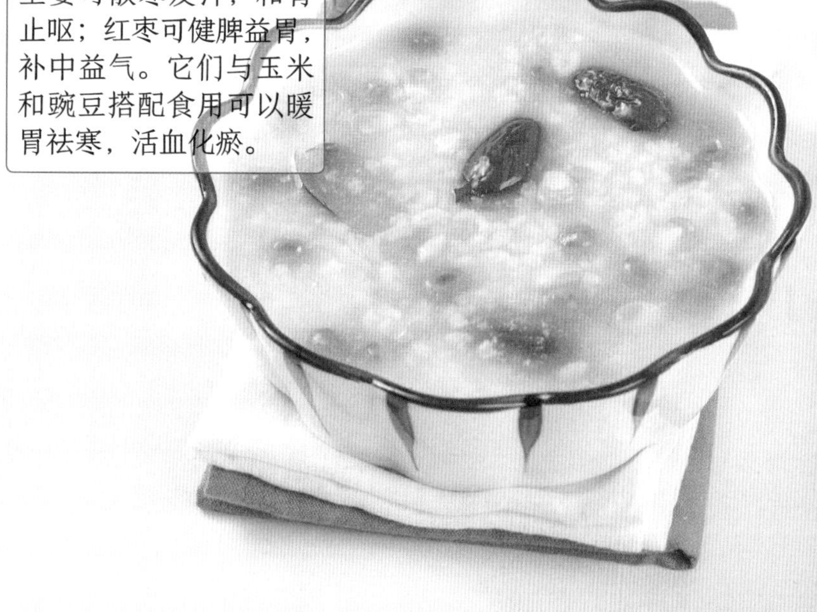

寒邪凝滞型冠心病调理：4 种家用中成药

1 参附强心丸

益气助阳，强心利水。用于寒凝心脉引起的心悸、气短、胸闷等。

2 冠心苏合丸

芳香开窍，理气止痛。用于寒凝气滞，心脉不通引起的心绞痛，心肌梗死，胸闷。

3 神香苏合丸

温通宣痹。用于寒凝心脉，心绞痛，冠心病，胸闷。

4 宽胸气雾剂（吸入）

辛温通阳，理气止痛。用于阴寒阻滞，气机郁闭所致的胸闷心痛，形寒肢冷。

四

痰浊痹阻型冠心病调理 23 招

祛痰化浊，通心络

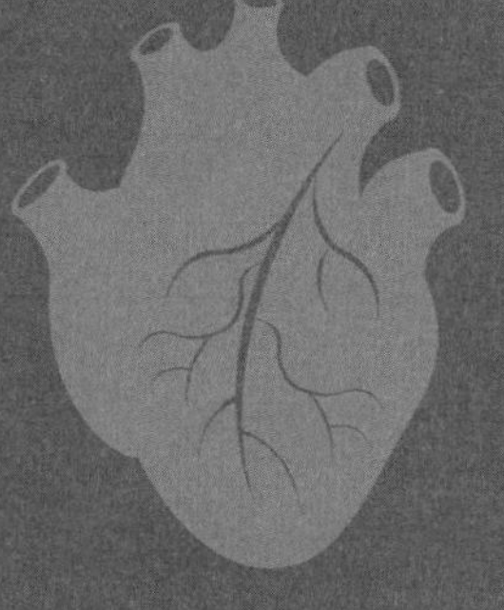

微信扫描二维码
有声点读新体验

痰浊痹阻型冠心病有哪些常见表现

痰多气短
肢体沉重
胸痛
形体肥胖
胸闷
阴雨天易发作或加重
苔浊腻或白滑
脉滑
舌体胖大且边有齿痕
纳呆便溏
倦怠乏力

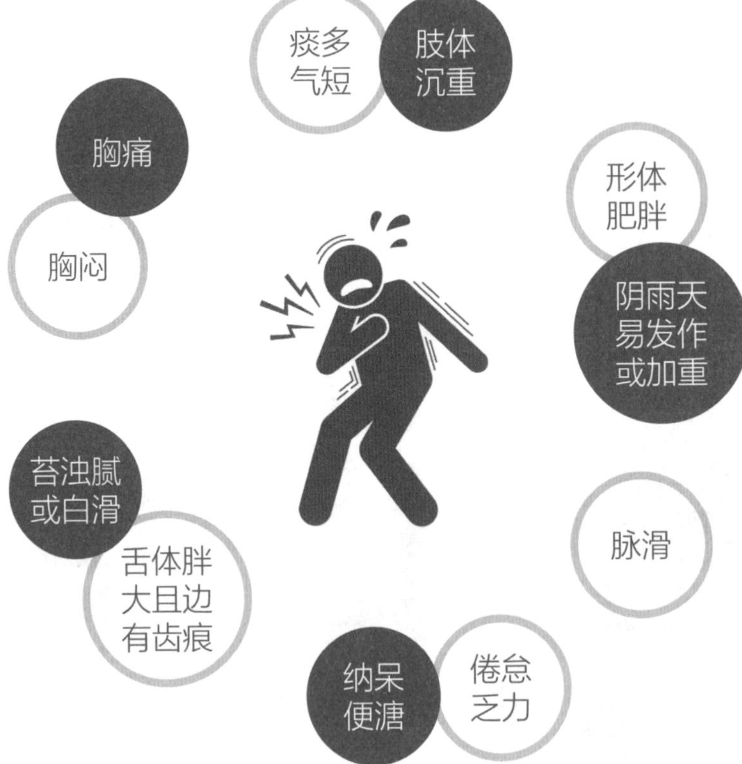

痰浊痹阻型冠心病调理：6大常用穴位

对症按摩调理方

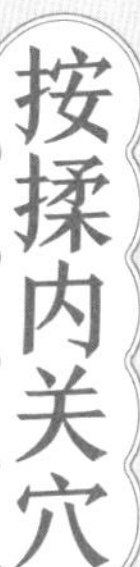

取穴原理	内关穴为手厥阴心包经络穴，八脉交会穴，与阴维脉相通，“阴维为病苦心痛”，按摩该穴能宽胸理气、活血通络止痛。
功效主治	宽胸理气，活血通络止痛。主治冠心病、心绞痛、心律不齐等。
穴名解读	内关穴属于手厥阴心包经，位于前臂内侧要处，犹如关隘，故名“内关”。

操作方法

用拇指指腹按揉内关穴3~5分钟，以有酸胀感为宜。

定位

本穴在前臂前区，腕掌侧远端横纹上2寸，掌长肌腱与桡侧腕屈肌腱之间。

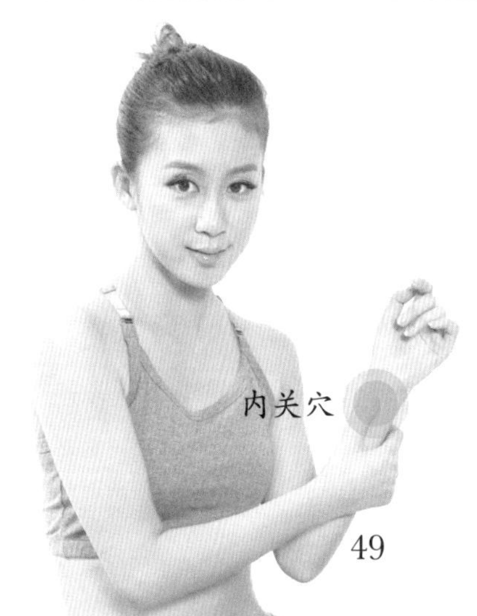

按揉阴郄穴

取穴原理 阴郄穴为手少阴心经郄穴，功善行气通络，化瘀止痛，治疗心脏急症。

功效主治 行气通络，化瘀止痛。主治冠心病、心痛、惊悸、骨蒸盗汗、吐血、衄血等。

穴名解读 “阴”，水也；“郄”，空隙也。因本穴有地部孔隙与心经体内经脉相通，从通里穴传来的地部经水由本穴回流至心经的体内经脉，故名“阴郄”。

操作方法

用食指指腹按揉阴郄穴3~5分钟，以有酸胀感为宜。

定位

本穴位于前臂掌侧，尺侧腕屈肌腱的桡侧缘，腕掌侧远端横纹上0.5寸。

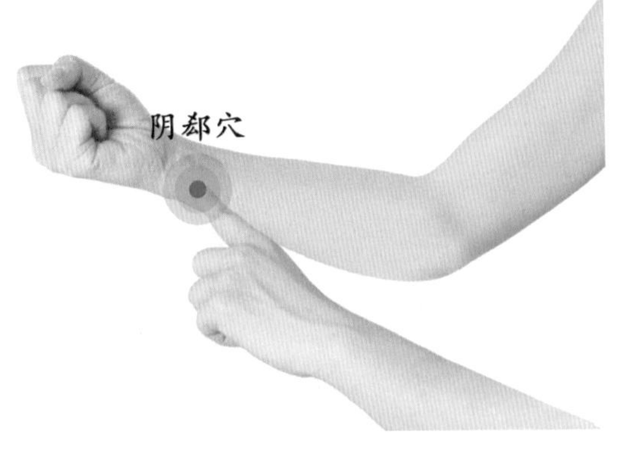

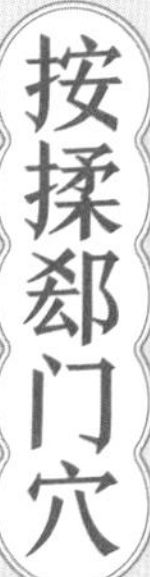

按揉郄门穴

取穴原理 郄门穴为手厥阴心包经郄穴，功善行气通络，化瘀止痛，治疗心脏急症。

功效主治 行气通络，化瘀止痛。主治冠心病、胸痛、心悸、心动过速、心绞痛、神经衰弱、乳腺炎等。

穴名解读 “郄”，通隙；“门”，指门户。本穴位于前臂，两筋相夹，分肉之间，即桡骨与尺骨之间隙处，状如门户，故名“郄门”。

操作方法

用食指指腹按揉郄门穴3~5分钟，以有酸胀感为宜。

定位

本穴位于前臂前侧，腕掌侧远端横纹上5寸，掌长肌腱与桡侧腕屈肌腱之间。

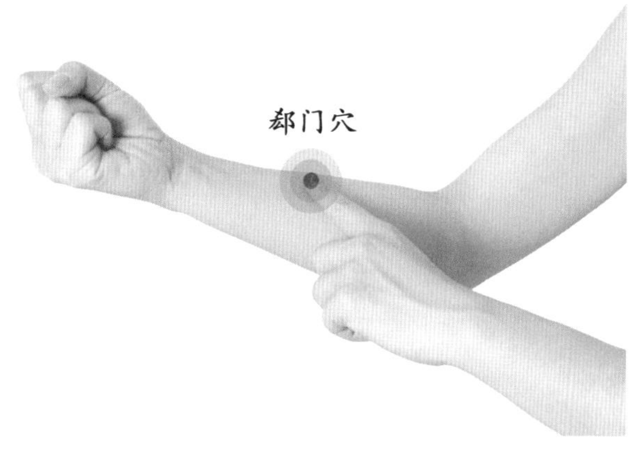

按揉膻中穴

取穴原理 膻中为八会穴之气会，心包募穴，取之可行气通阳，化瘀止痛。

功效主治 行气通阳，化瘀止痛。主治心血管疾病，如冠心病、心绞痛、心悸、心肌缺血等。

穴名解读 “膻”，指空腔；“中”，指中央。因该穴在玉堂之下的胸腔中部，两乳中间，且为心之外周，代心布令，居于胸膜之中，故名“膻中”。

操作方法

除拇指外的四指并拢，用指腹按揉膻中穴3~5分钟，以有酸胀感为宜。

定位

本穴在胸部，横平第4肋间，前正中线上。

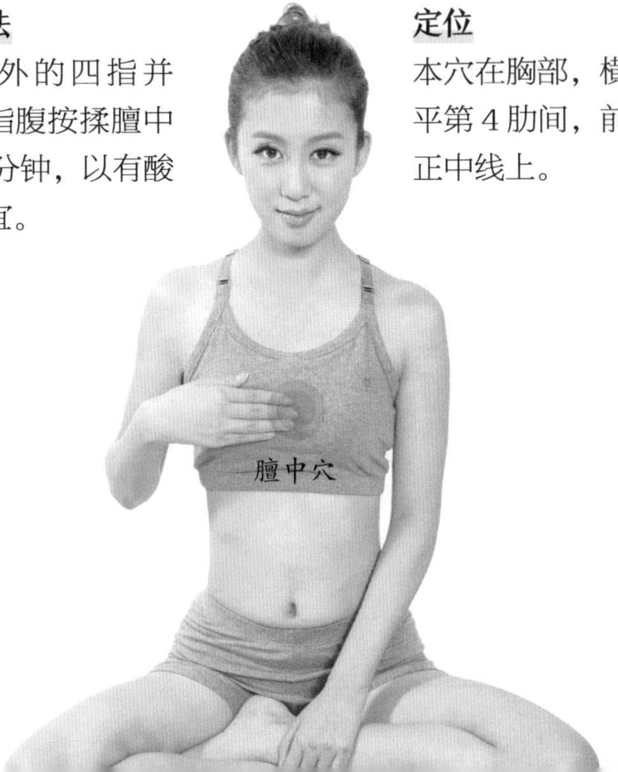

膻中穴

按揉中脘穴

取穴原理 中脘为胃之募穴、腑会，穴居胃脘部，可化痰除湿，健脾和胃，调理胃肠功能。

功效主治 化痰除湿，健脾和胃，补中安神。主治胃脘痛、食欲不振、呕吐、腹胀、泄泻、便秘等。

穴名解读 “中”，中部，又有中央的含义；“脘”同“管”。穴属胃募，位居心蔽骨与脐连线的正中，内部为胃的中部，主治胃疾，故名“中脘”。

操作方法

用拇指或食指指腹按揉中脘穴3~5分钟，以有酸胀感为宜。

定位

本穴在上腹部，脐上4寸，前正中线上。

中脘穴

按揉丰隆穴

取穴原理	丰隆乃足阳明胃经之络穴，可健脾利湿，化痰消脂，培元固本。
功效主治	健脾利湿，化浊通络。主治肥胖、咳嗽、哮喘、头痛、眩晕、水肿等。
穴名解读	“丰隆”，象声词，“轰隆”之义。从条口穴、上巨虚穴、下巨虚穴传来的水湿云气至本穴后化雨而降，且降雨量大，如雷雨之轰隆有声，故名“丰隆”。

操作方法

用拇指或食指指腹稍用力按揉丰隆穴 3～5 分钟，以有酸胀感为度。

定位

本穴位于外踝尖上 8 寸，胫骨外 1.5 寸，两筋间的凹陷处。

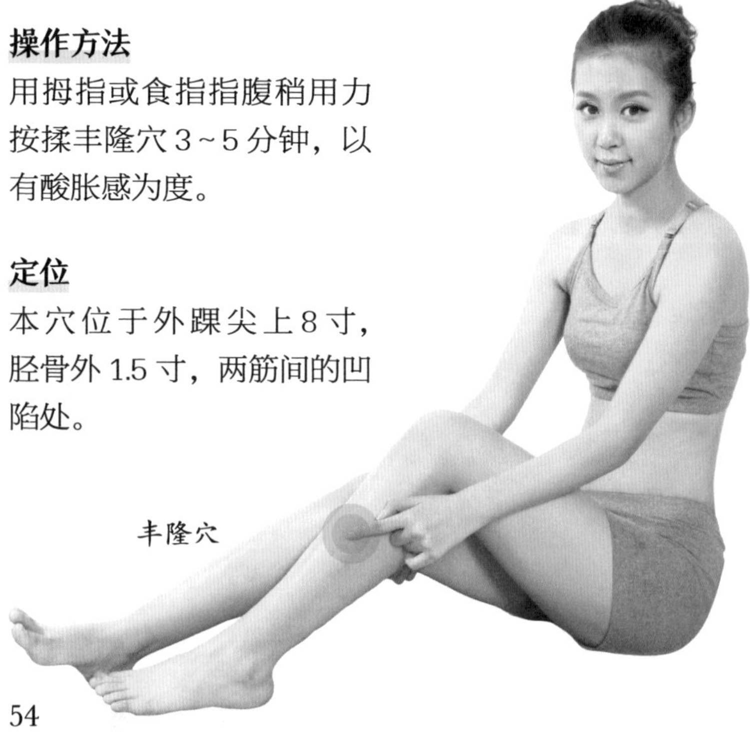

痰浊痹阻型冠心病调理：4种家常食物

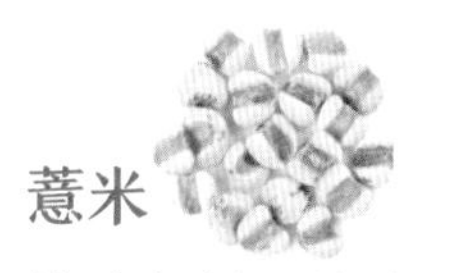

薏米

性味归经：性凉，味甘、淡，归脾、胃、肺经。

功能：利水渗湿，健脾除痹，降血糖。用于痰湿壅盛，水肿，小便淋沥，泄泻。

用法：煎食、煮食。

禁忌：大便燥结的人慎食。

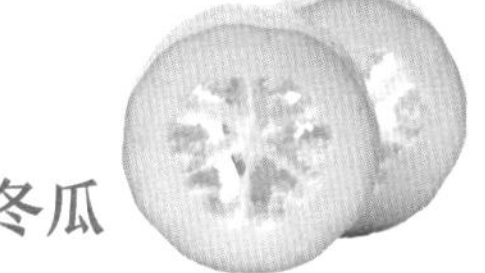

冬瓜

性味归经：性微寒，味甘、淡，归肺、大肠、小肠、膀胱经。

功能：解毒消肿，清热化痰。用于热毒痈肿，痰喘，水肿胀满。

用法：煎食、煮食。

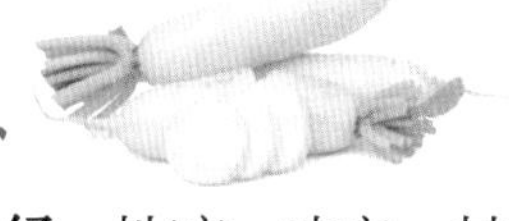

白萝卜

性味归经：性凉，味辛、甘，归肺、胃经。

功能：解渴利尿，行气化滞。用于痰热咳嗽，恶心呕吐，咽喉不利，消化不良。

用法：生食、煮食、煎食。

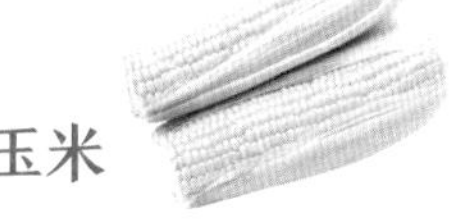

玉米

性味归经：性平，味甘，归胃、大肠经。

功能：调中开胃，利尿消肿。用于水肿，小便不利。

用法：煮粥、炖汤。

痰浊痹阻型冠心病调理：4种常用中药

薤白

性味归经：性温，味辛、苦；归心、肺、胃、大肠经。

功效主治：通阳散结，行气导滞。用于胸痹心痛。

用法：5～10克，煎服。

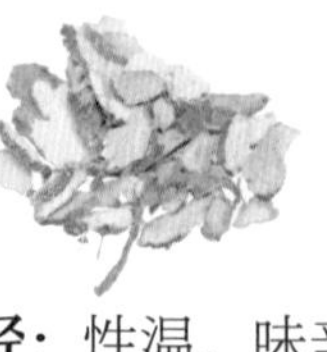

石菖蒲

性味归经：性温，味辛、苦，归心、胃经。

功效主治：开窍豁痰，醒神益智，化湿和胃。用于痰蒙清窍，神昏癫痫。

用法：3～10克，煎服。

川贝

性味归经：性微寒，味苦、甘，归肺、心经。

功效主治：清热润肺，化痰止咳，散结消痈。用于阴虚劳嗽，胸闷痰多。

用法：3~10克，煎服。

禁忌：不宜与川乌、制川乌、草乌、附子同用。

半夏

性味归经：性温，味辛，有毒，归脾、胃、肺经。

功效主治：燥湿化痰，散痞消结。用于寒痰，湿痰，心下痞，结胸。

用法：3～9克，煎服。

禁忌：阴虚燥咳的人慎服。

其他常用中药：瓜蒌、苦杏仁、胆南星等。

药食同源，祛痰化浊：3道精选食疗方

鲤鱼炖冬瓜

清热化痰

材料：鲤鱼250克，冬瓜200克。

调料：姜片、葱段、盐、醋、植物油各适量。

做法：

1 鲤鱼去内脏、鱼鳃、鳞片，洗净，划几刀；冬瓜去皮、瓤，洗净，切成片。

2 起锅烧油，放入葱段、姜片炝锅，放入鲤鱼、冬瓜片，加水没过食材，大火煮沸后加醋，继续炖煮。

3 出锅前加少许盐，转小火炖至入味，出锅装入盘中即可。

功效

鲤鱼可以利尿消肿，清热解毒；冬瓜可以解毒消肿，清热化痰。二者搭配食用可以清热化痰，利尿消肿。

冬瓜薏米瘦肉汤

健脾祛痰，养护心脏

材料：薏米 50 克，冬瓜 200 克，猪瘦肉 150 克。

调料：葱段、姜片各 10 克，盐、香油各适量。

做法：

1 薏米淘洗干净，用清水浸泡 3 小时；冬瓜去瓤去子，洗净，带皮切成块；猪瘦肉洗净，切块。

2 砂锅置火上，放入葱段、姜片、薏米、瘦肉块，倒入适量清水，大火烧开后转小火煮 1 小时，加入冬瓜块煮至透明，用盐调味，最后淋上香油即可。

功效

薏米和冬瓜搭配可以健脾祛湿、调节血脂，猪瘦肉可补充优质蛋白质，三者煮汤食用，对心血管有养护作用。

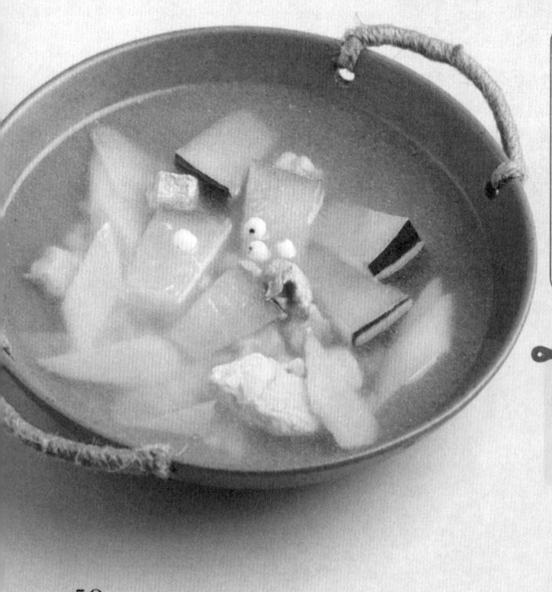

烹饪妙招

冬瓜软糯容易熟烂，适合后放。

荷叶除湿茶

除湿降脂

材料：干荷叶 8 克，冬瓜皮 10 克，枸杞子 15 克。

做法：

1 将干荷叶、冬瓜皮、枸杞子择洗干净，同入茶壶（杯）中，冲入沸水浸泡 30~60 秒，倒去茶汤，洗一遍茶。

2 再冲入沸水，闷泡 5 分钟即可。

功效

这道茶不仅可以除湿利尿，健脾益胃，还可以分解脂肪，降脂减肥，调理痰浊痹阻型冠心病。

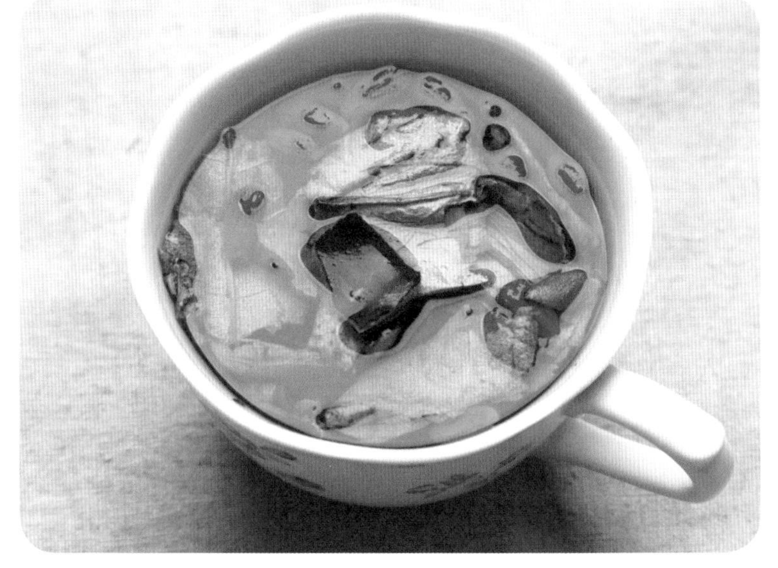

痰浊痹阻型冠心病调理：6 种家用中成药

1 镇心痛口服液

益气活血，祛痰通络，宽胸止痛。用于气虚血瘀，痰阻脉络所致的胸痹。

2 苏和香丸

芳香开窍，理气止痛。用于痰迷心窍之昏迷。

3 菖蒲郁金丸

开窍透络，涤痰清火。用于蒸液为痰、热陷包络、痰迷心窍等。

4 礞石滚痰丸

逐痰降火。用于痰火扰心所致的癫狂惊悸。

5 心通口服液

益气养阴，化痰通络。用于胸痹气虚，痰瘀交阻。

6 丹蒌片

化痰散结，活血化瘀。用于痰瘀互结所致的胸痹心痛，胸闷。

五

阳气虚衰型冠心病调理 24 招

温补阳气，抵抗心衰

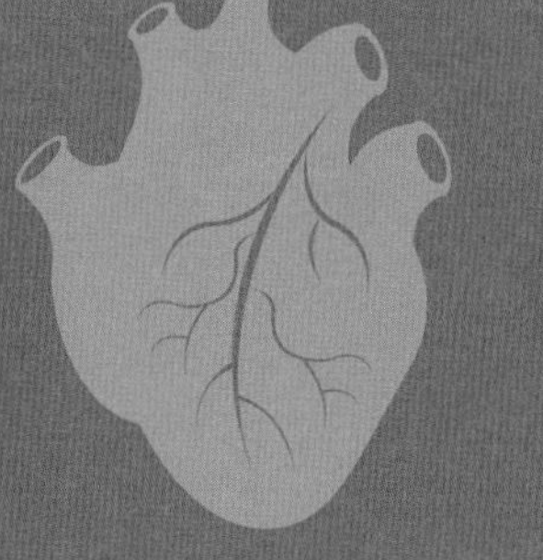

阳气虚衰型冠心病有哪些常见表现

心悸而痛
胸闷
气短
自汗
面色㿠白
神倦畏寒
四肢欠温或肿胀
舌质淡胖
苔白或腻
脉沉细迟

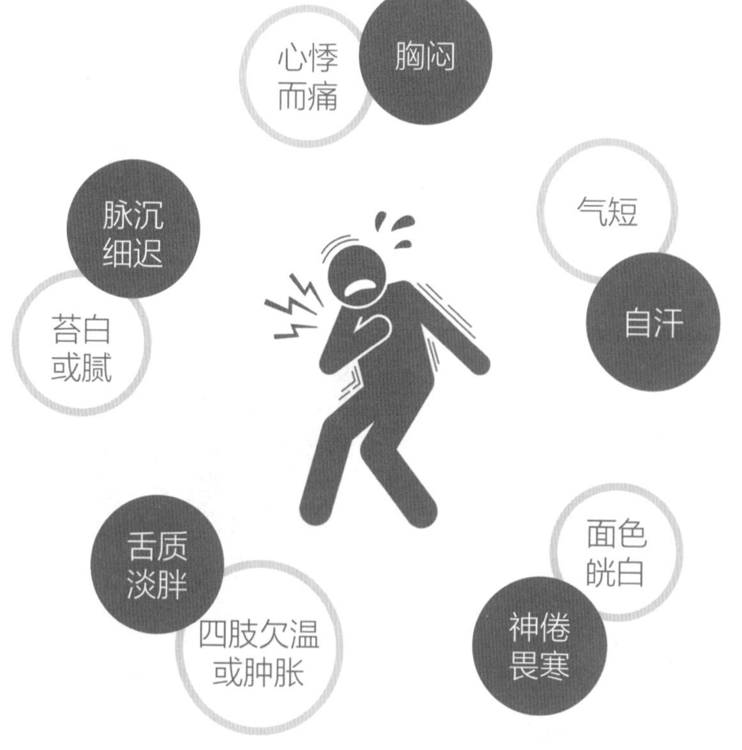

阳气虚衰型冠心病调理：7 大常用穴位

对症按摩调理方

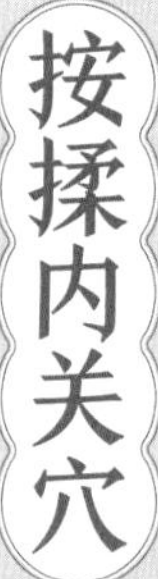

按揉内关穴

取穴原理 内关穴为手厥阴心包经络穴，八脉交会穴，与阴维脉相通，“阴维为病苦心痛”，按摩该穴能宽胸理气、活血通络止痛。

功效主治 宽胸理气，活血通络止痛。主治冠心病、心绞痛、心律不齐等。

穴名解读 内关穴属于手厥阴心包经，位于前臂内侧要处，犹如关隘，故名“内关”。

操作方法

用拇指指腹按揉内关穴 3~5 分钟，以有酸胀感为宜。

定位

本穴在前臂前区，腕掌侧远端横纹上 2 寸，掌长肌腱与桡侧腕屈肌腱之间。

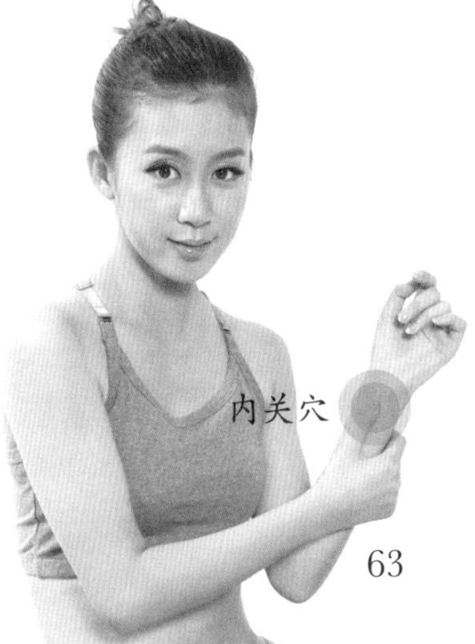

按揉阴郄穴

取穴原理 阴郄穴为手少阴心经郄穴，功善行气通络，化瘀止痛，治疗心脏急症。

功效主治 行气通络，化瘀止痛。主治冠心病、心痛、惊悸、骨蒸盗汗、吐血、衄血等。

穴名解读 “阴”，水也；“郄”，空隙也。因本穴有地部孔隙与心经体内经脉相通，从通里穴传来的地部经水由本穴回流至心经的体内经脉，故名“阴郄”。

操作方法

用食指指腹按揉阴郄穴3~5分钟，以有酸胀感为宜。

定位

本穴位于前臂掌侧，尺侧腕屈肌腱的桡侧缘，腕掌侧远端横纹上0.5寸。

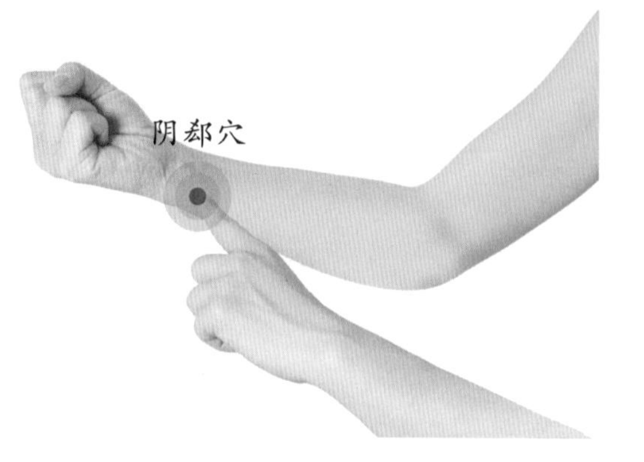

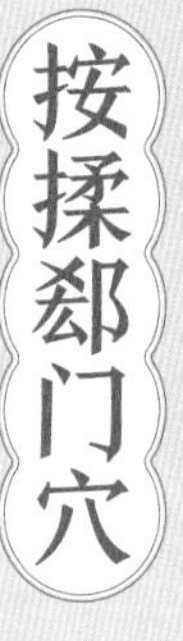

取穴原理	郄门穴为手厥阴心包经郄穴，功善行气通络，化瘀止痛，治疗心脏急症。
功效主治	行气通络，化瘀止痛。主治冠心病、胸痛、心悸、心动过速、心绞痛、神经衰弱、乳腺炎等。
穴名解读	“郄”，通隙；“门”，指门户。本穴位于前臂，两筋相夹，分肉之间，即桡骨与尺骨之间隙处，状如门户，故名“郄门”。

操作方法

用食指指腹按揉郄门穴3~5分钟，以有酸胀感为宜。

定位

本穴位于前臂前侧，腕掌侧远端横纹上5寸，掌长肌腱与桡侧腕屈肌腱之间。

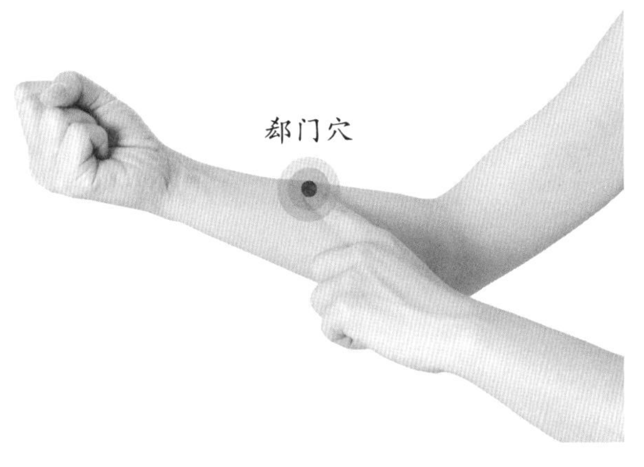

按揉膻中穴

取穴原理 膻中为八会穴之气会，心包募穴，取之可行气通阳，化瘀止痛。

功效主治 行气通阳，化瘀止痛。主治心血管疾病，如冠心病、心绞痛、心悸、心肌缺血等。

穴名解读 “膻”，指空腔；“中”，指中央。因该穴在玉堂之下的胸腔中部，两乳中间，且为心之外周，代心布令，居于胸膜之中，故名“膻中”。

操作方法

除拇指外的四指并拢，用指腹按揉膻中穴 3~5 分钟，以有酸胀感为宜。

定位

本穴在胸部，横平第 4 肋间，前正中线上。

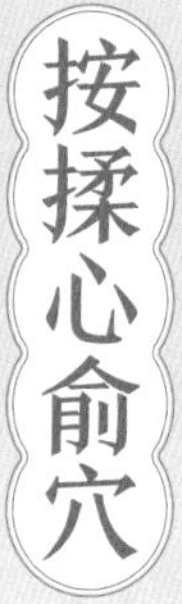

按揉心俞穴

取穴原理 心俞穴对治疗冠心病有一定的作用，可以温补心阳，宽胸理气，通调气血。

功效主治 温通心脉，调和气血。主治胸痛、心悸、咳嗽、吐血、失眠、健忘、头痛、盗汗等。

穴名解读 该穴为心脏之气输注之处，故名“心俞”。

操作方法

用拇指或食指指腹按揉心俞穴3~5分钟，以有酸胀感为宜。

定位

本穴在脊柱区，第5胸椎棘突下，后正中线旁1.5寸。

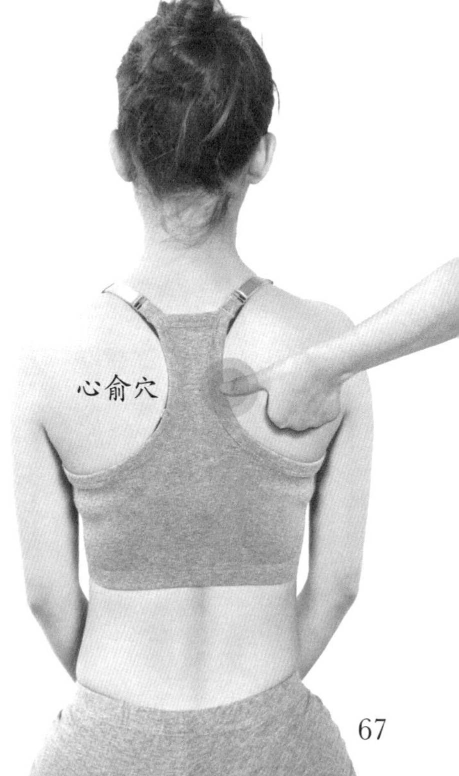

按揉厥阴俞穴

取穴原理	按揉厥阴俞穴可以温补心阳，宁心安神。
功效主治	宽胸理气，活血止痛。主治冠心病、心律不齐、心绞痛、风湿性心脏病、胸闷、胸背痛、心悸等。
穴名解读	“厥”，通“阙”，乃古代宫殿、陵墓等卫外建筑。“厥阴俞”意指外卫心脏的心包中的干热之气由此外输膀胱经。

操作方法

用拇指或食指指腹按揉厥阴俞穴3~5分钟，以有酸胀感为宜。

定位

本穴在脊柱区，第4胸椎棘突下，后正中线旁1.5寸。

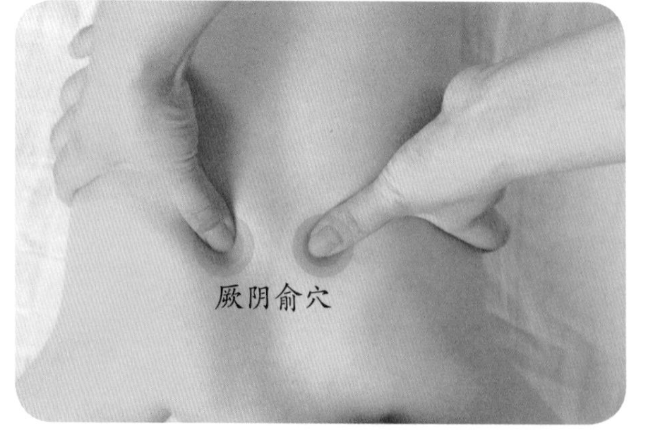

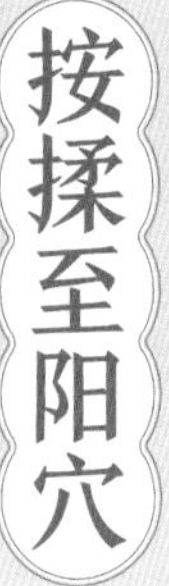

按揉至阳穴

取穴原理	至阳穴可以振奋宣发全身阳气，通经活络，宽胸利膈。
功效主治	温阳散寒，宽胸止痛。主治咳嗽、气喘、胸胁胀痛、脊背强痛、肝炎、黄疸、胆囊炎、胃肠炎等。
穴名解读	“至”有极的含义。该穴属督脉，位于背部，当七椎之下，考督脉为阳经，背亦属阳，七乃阳数，三阳为极，故名“至阳”。

操作方法

用食指指腹按揉至阳穴3~5分钟，以有酸胀感为宜。

定位

本穴在第7胸椎棘突下凹陷中，后正中线上。

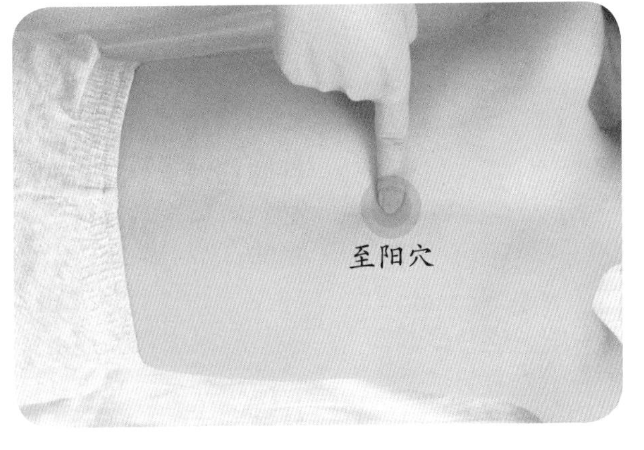

阳气虚衰型冠心病调理：4种家常食物

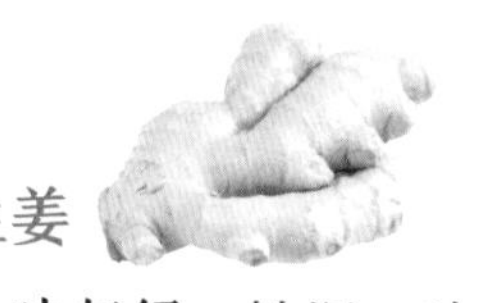

生姜

性味归经：性温，味辛，归肺、胃、脾经。

功能：解表散寒，温中止呕。用于恶寒发热，恶心呕吐，脾胃寒证。

用法：炒食、煮食、炖食。

禁忌：阴虚内热者慎食。

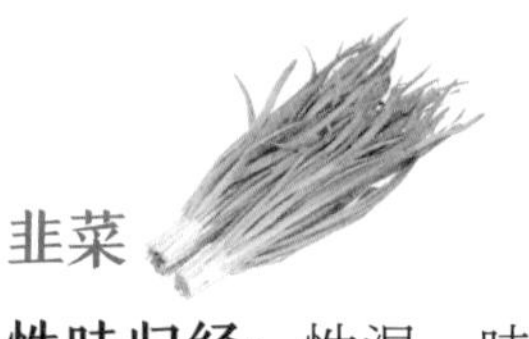

韭菜

性味归经：性温，味辛，归肾、胃、肺、肝经。

功能：补肾温中，行气散瘀。用于阳气亏虚，胸痹疼痛。

用法：炒食、煮食、蒸食。

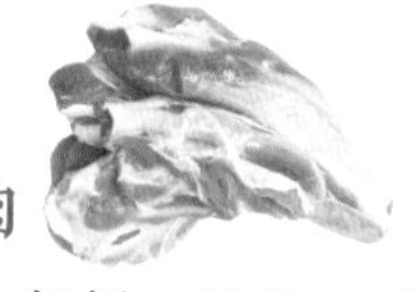

羊肉

性味归经：性热，味甘，归脾、胃、肾经。

功能：健脾温中，补肾壮阳，益气养血。用于脾胃虚寒，阳气亏虚，虚劳羸弱。

用法：煮食、炒食。

禁忌：孕妇不宜多食。

葱白

性味归经：性温，味辛，归肺、胃经。

功能：发汗解表，散寒通阳，提振心阳。用于阴寒腹痛，改善阳气虚衰型冠心病。

用法：煎食、煮食、炒食。

禁忌：体虚自汗的人慎食。

阳气虚衰型冠心病调理：4 种常用中药

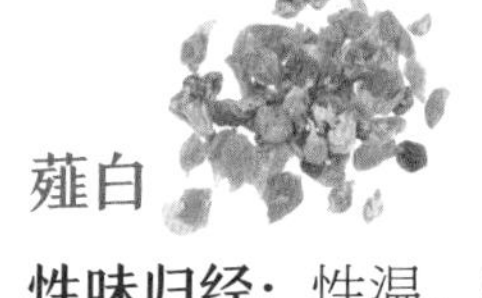

薤白

性味归经：性温，味辛、苦，归心、肺、胃、大肠经。

功效主治：通阳散结，行气导滞。用于胸痹心痛。

用法：5～10 克，煎服。

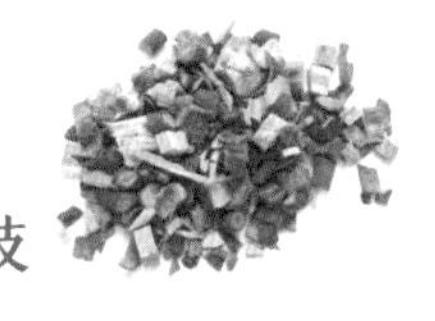

桂枝

性味归经：性温，味辛、甘，归肺、心、膀胱经。

功效主治：发汗解肌，温通经脉，助阳化气。用于心阳不振之心悸，奔豚，脘腹冷痛，关节痹痛。

用法：3～10 克，煎服。

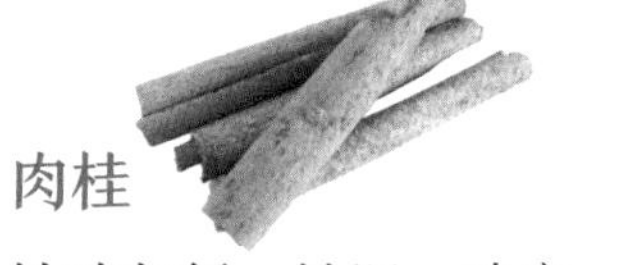

肉桂

性味归经：性温，味辛、甘，归脾、胃、肝、肾经。

功效主治：补火助阳，引火归原，散寒止痛，温通经脉。用于心腹冷痛。

用法：1～5 克，煎服。

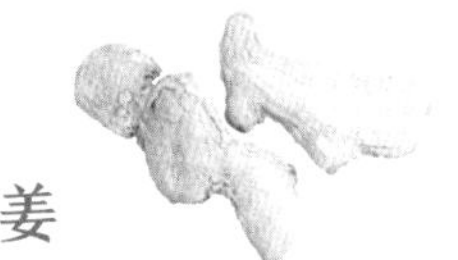

干姜

性味归经：性热，味辛，归脾、胃、心、肺经。

功效主治：温中散寒，回阳通脉。用于亡阳证，肢冷脉微，脘腹冷痛，呕吐泄泻。

用法：3～10 克，煎服。

药食同源，扶阳补衰：4 道精选食疗方

当归生姜羊肉汤

温阳补血

材料：羊瘦肉 250 克，当归 10 克。

调料：姜片 20 克，盐 4 克，油适量。

做法：

1 羊瘦肉洗净，切块，放入沸水中焯烫去血水；当归洗净。

2 锅置火上，倒油烧至七成热，炒香姜片，放入羊肉块、当归翻炒均匀，倒入适量清水，大火烧开后转小火煮至羊肉烂熟，加盐调味，去当归、姜片，食肉喝汤即可。

功效

这道汤可以提振阳气，改善阳气虚衰型冠心病。其中，营养学认为，羊肉的胆固醇含量较低，引起心血管疾病及肥胖症的概率较低。

韭菜炒青虾

温阳补虚，提振心阳

材料：青虾 200 克，韭菜 100 克。

调料：黄酒、酱油、醋、姜丝、植物油各适量。

做法

1 青虾洗净；韭菜洗净，切段。

2 起锅烧油，煸炒青虾，然后加入黄酒、酱油、醋、姜丝等调料，再加入韭菜煸炒，青虾及韭菜熟后即能出锅。

功效

温补心阳，缓解手脚冰凉。

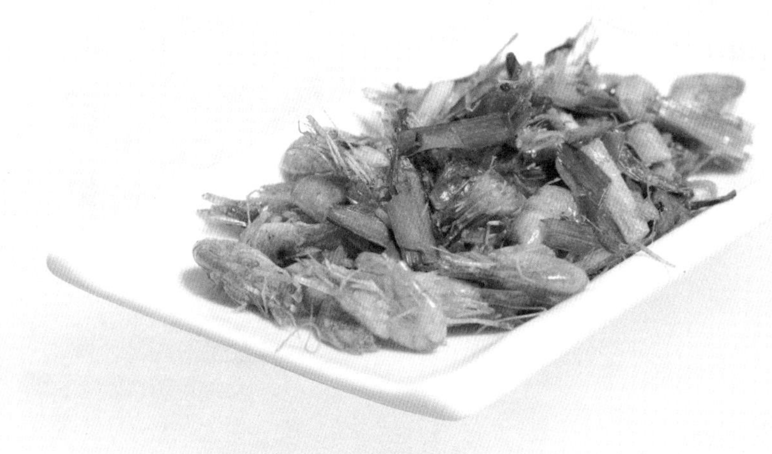

葱爆羊肉

补阳益心

材料：羊肉 300 克，大葱 150 克。

调料：腌肉料、植物油各适量，蒜片、料酒、酱油、醋各 5 克，香油少许。

做法：

1 羊肉洗净，切片，用腌肉料腌渍 15 分钟；大葱洗净，斜切成段。

2 锅置火上，倒油烧热，爆香蒜片，放入羊肉片大火翻炒，10 秒后将葱段入锅，稍翻炒后先沿着锅边淋入料酒烹香，然后立刻加入酱油，翻炒一下，再沿锅边淋醋，滴香油，炒拌均匀，见大葱断生即可。

功效

羊肉可以健脾温中，补阳益心。它和大葱一起食用，不仅可以调理阳气虚衰型冠心病，还可以杀菌，提高免疫力。

韭菜鸡蛋盒子

补肾温阳

材料：韭菜末200克，鸡蛋3个，面粉500克。

调料：盐、胡椒粉、味精、植物油各适量。

做法：

1 鸡蛋磕开，加盐打成蛋液，炒成块，盛出。将韭菜末、鸡蛋块放入盆中，加味精、盐、胡椒粉做成馅。

2 取面粉，加入温水，制成面团，醒发20分钟，揉搓至无气泡，搓条，做成剂子，擀成面皮，包入馅料，封口边，做成半月形生坯。

3 取平底锅，放适量植物油烧至五成热，下入生坯，煎至两面金黄即可。

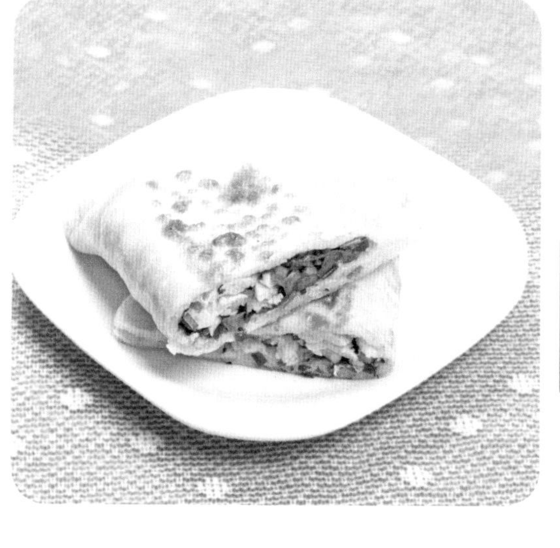

功效

韭菜可以补肾温阳；鸡蛋可以滋阴润燥，且营养丰富。二者一起食用可以补虚强体，对防治冠心病、高血压、高脂血症等也有益。

阳气虚衰型冠心病调理：5种家用中成药

1 心宝丸

温补心肾，益气助阳。用于心肾阳衰。

2 益心丸

益气温阳，活血止痛。用于心阳虚，瘀血阻滞型冠心病、心绞痛。

3 参附强心丸

益气助阳，强心利水。用于心悸，气短，胸闷喘促，面肢浮肿。

4 芪苈强心胶囊

益气温阳，活血通脉，利水消肿。用于阳气虚衰，络瘀水停证。

5 仙灵脾胶囊

补肾强心，壮阳通痹。用于胸闷，气短，冠心病。

六

气阴两虚型冠心病调理 21 招

益气养阴，呵护心脏

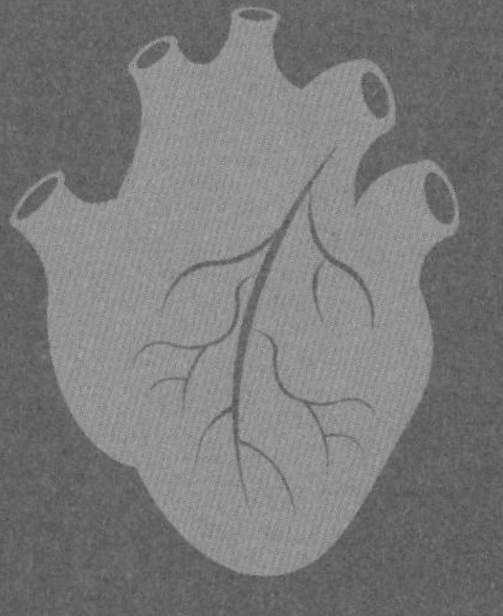

微信扫描二维码
有声点读新体验

气阴两虚型冠心病有哪些常见表现

胸部隐痛
心慌
脉虚细
胸闷
苔薄白
气短
舌红
乏力

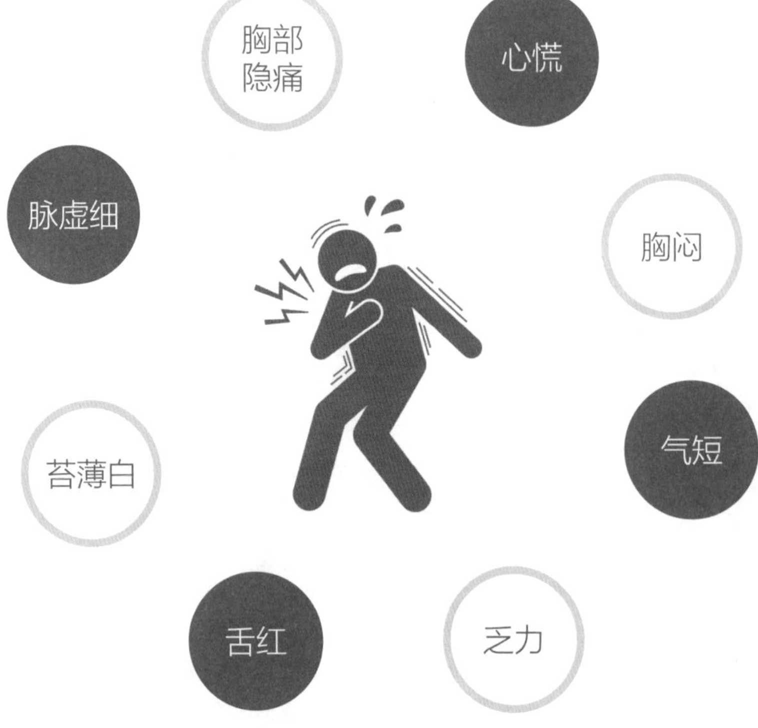

气阴两虚型冠心病调理：4 大常用穴位

对症按摩调理方

按揉内关穴

取穴原理	内关穴为手厥阴心包经络穴，八脉交会穴，与阴维脉相通，“阴维为病苦心痛”，按摩该穴能宽胸理气、活血通络止痛。
功效主治	宽胸理气，活血通络止痛。主治冠心病、心绞痛、心律不齐等。
穴名解读	内关穴属于手厥阴心包经，位于前臂内侧要处，犹如关隘，故名“内关”。

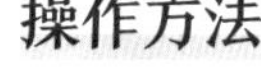

操作方法

用拇指指腹按揉内关穴 3~5 分钟，以有酸胀感为宜。

定位

本穴在前臂前区，腕掌侧远端横纹上 2 寸，掌长肌腱与桡侧腕屈肌腱之间。

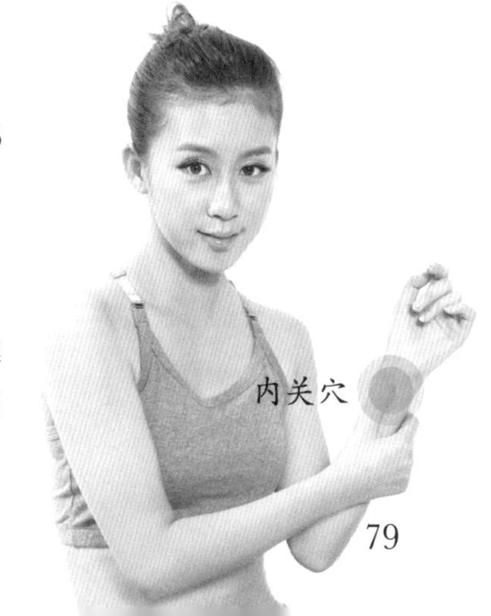

按揉气海穴

取穴原理	气海就是人体元气的海洋，按揉气海可补气，气能生血。
功效主治	益气健脾，益肾固精。主治心绞痛、中风脱证、脘腹胀痛、气喘、疝气、失眠、神经衰弱、尿频、遗尿、崩漏等。
穴名解读	“气”，元气；“海”，海洋。穴在脐下，为人体元气之海，故名“气海”。

操作方法

用拇指或食指指腹按揉气海穴3~5分钟，力度适中，以有酸胀感为宜。

定位

本穴在下腹部，脐下1.5寸，前正中线上。

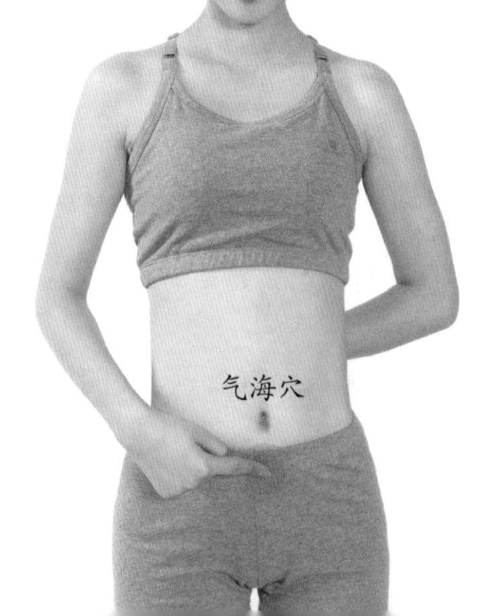

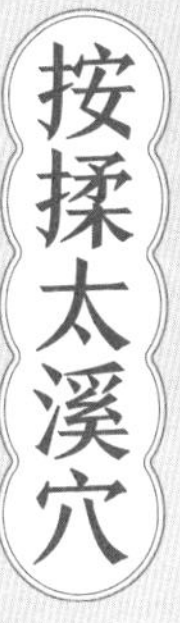

按揉太溪穴

取穴原理 太溪穴是肾经的原穴、输穴，有益气滋阴的功效。

功效主治 滋阴益气，培元补肾。主治心烦心痛、头痛目眩、耳鸣、咽喉肿痛、齿痛、咳嗽、气喘、失眠、遗精、腰脊痛、内踝肿痛等。

穴名解读 “太”，大；“溪”，沟溪。本穴为气血所注之处，足少阴肾经脉气出于涌泉，至此聚留而成大溪，故名“太溪”。

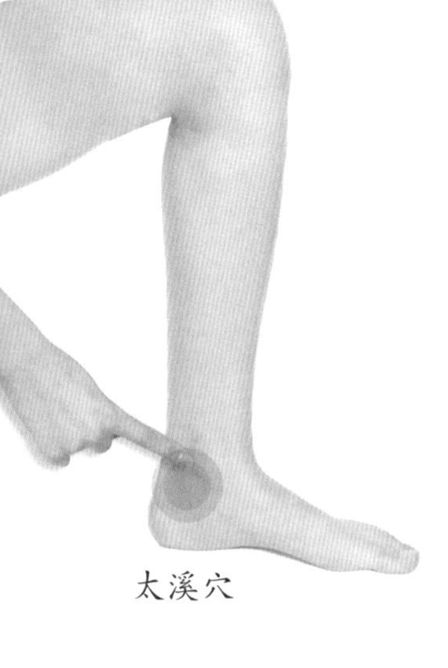

操作方法

用拇指或食指指腹按揉太溪穴3~5分钟，力量柔和，以有酸胀感为宜。

定位

坐位垂足，由足内踝尖向后推至与跟腱之间的凹陷处即是太溪穴。

按揉涌泉穴

取穴原理	涌泉穴在保健方面有重要作用，可使人肾精充沛，精神充足，腰膝壮实，耳聪目明。
功效主治	滋肾清热，降逆通络，培补元气。主治眩晕、头痛、癫痫、高血压、失眠、咳嗽、咯血、风疹、小儿惊风、心肌炎等。
穴名解读	“涌”，外涌而出也；“泉”，泉水也。该穴名意指体内肾经的经水由此外涌而出体表。本穴为肾经的第一穴，它连通肾经的体内与体表经脉，肾经体内经脉中高温高压的水液由此外涌而出体表，故名“涌泉”。

操作方法

用食指指腹按揉涌泉穴3~5分钟，以有酸胀感为宜。

定位

5个足趾背屈，足底掌心前面（足底中线前1/3处）正中凹陷处即是。

涌泉穴

气阴两虚型冠心病调理：4 种家常食物

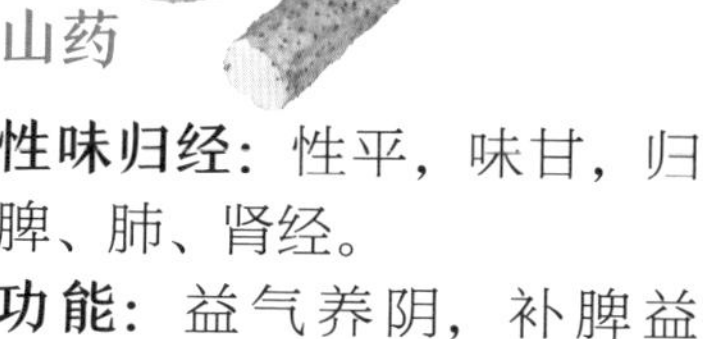

山药

性味归经：性平，味甘，归脾、肺、肾经。

功能：益气养阴，补脾益肾。用于气阴两虚，消瘦乏力，肺虚喘咳，肾虚遗精。

用法：炒食、煮食。

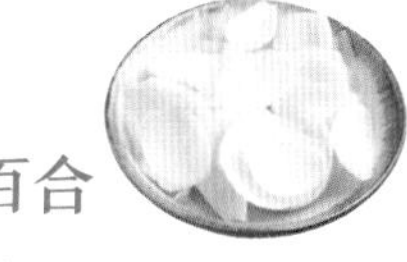

百合

性味归经：性寒，味甘，归肺、心经。

功能：养阴润肺，清心安神。用于心肺阴虚内热，燥热咳嗽，失眠多梦。

用法：浸泡、蒸食、煮食。

禁忌：风寒咳嗽者禁食。

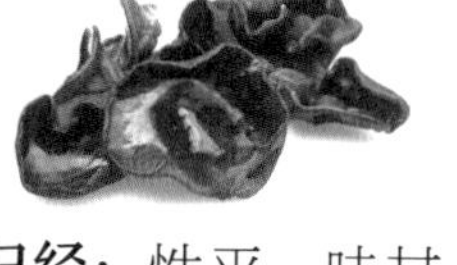

木耳

性味归经：性平，味甘，归胃、大肠经。

功能：补气养血，润肺止咳。用于气血亏虚，血脂异常，高血压。

用法：炒食、煮食。

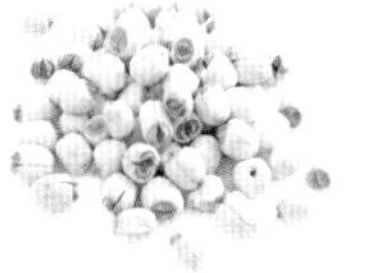

莲子

性味归经：性平，味甘、涩，归脾、肾、心经。

功能：补脾止泻，益肾固精，养心安神。用于心肾不交所致的心悸失眠。

用法：煎汤、煮粥。

气阴两虚型冠心病调理：4 种常用中药

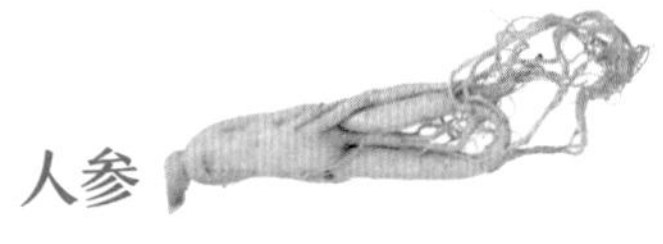

人参

性味归经：性温，味甘、微苦，归脾、肺、心、肾经。

功效主治：大补元气，复脉固脱。用于气血亏虚，脾虚食少。

用法：3 ~ 9 克，煎服。

禁忌：火郁内实者慎服。不能与藜芦一起服用。

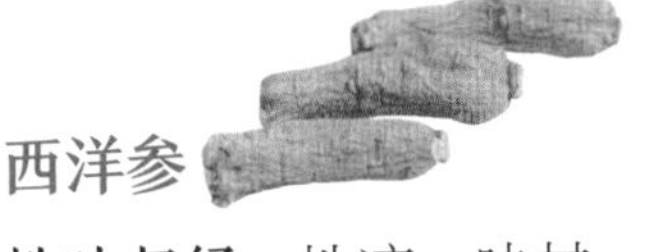

西洋参

性味归经：性凉，味甘、微苦，归心、肺、肾经。

功效主治：补气养阴，清热生津。用于气阴两虚型冠心病。

用法：3~6 克，另煎兑服。

禁忌：中阳衰微、胃有寒湿者忌服；忌铁器及火炒。

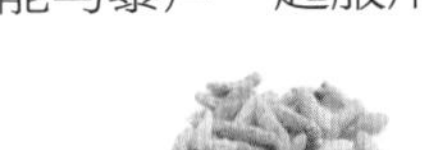

麦冬

性味归经：性微寒，味甘、微苦，归肺、心、胃经。

功效主治：养阴润肺，益胃生津。用于胃阴不足，心阴虚，肺燥。

用法：6 ~ 12 克，煎服。

禁忌：虚寒泄泻者慎服。

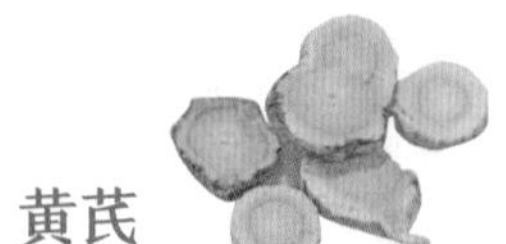

黄芪

性味归经：性微温，味甘，归脾、肺经。

功效主治：补中益气，升举清阳。用于气血两虚，乏力，食少便溏，中气下陷。

用法：9 ~ 15 克，煎服。

药食同源，益气养阴：3道精选食疗方

家常炒山药

益气养阴

材料： 山药100克，胡萝卜、黑木耳（泡发）各50克。

调料： 葱末、姜末、香菜段各5克，盐2克，植物油适量。

做法：

1 胡萝卜洗净，切片；黑木耳洗净，撕成片；山药洗净，去皮，切片。

2 油锅烧热，爆香葱末、姜末，放入胡萝卜片、山药片翻炒均匀，再放入黑木耳片炒熟，加盐调味，撒上香菜段即可。

功效

山药可以益气养阴，健脾养胃；胡萝卜可以养肝明目；黑木耳可以补气养血。三者搭配食用可以益气养阴。

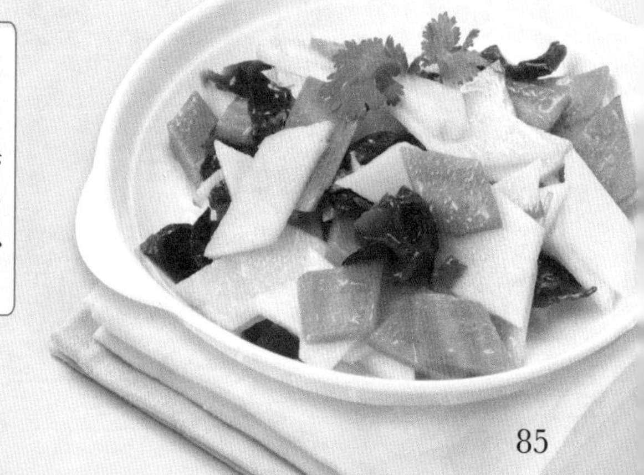

益气养血

胡萝卜炒木耳

材料：胡萝卜 120 克，水发木耳 50 克。

调料：葱段、姜丝、料酒、盐、鸡精、植物油各适量。

做法：

1 将胡萝卜、木耳洗净，去蒂，切成丝。

2 锅中放少量油，烧热后，放入葱段、姜丝炝锅，烹入料酒，倒入胡萝卜丝、木耳丝煸炒，加盐和少许清水，稍焖，待熟后，用鸡精调味即可。

功效

木耳可以益气养血；胡萝卜可以养肝明目。二者搭配食用可以益气养肝，对防治冠心病和肝病十分有益。

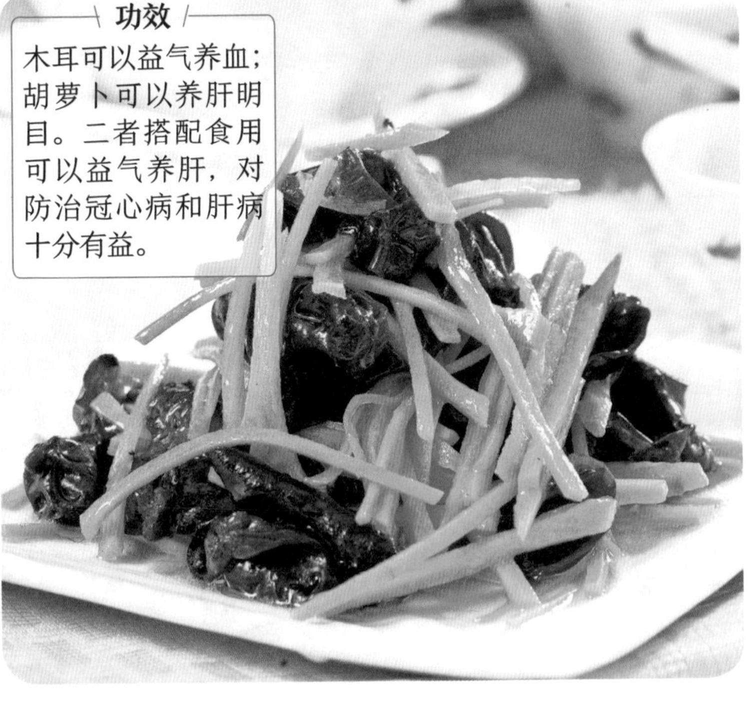

参芪羊肉粥

补肾益气

材料： 大米 100 克，羊肉 200 克，人参 3 克，黄芪 10 克。

调料： 老姜 50 克，料酒 10 克，盐 3 克。

做法：

1 大米洗净，用水浸泡 30 分钟；羊肉洗净，切块，焯水捞出，用温水洗去浮沫；老姜洗净，用刀拍松；人参、黄芪洗净，放入清水中，煎取药汁。

2 锅内倒入适量水烧开，放入大米，煮开后加入料酒、药汁，放入老姜、羊肉块，大火烧开后转小火煮 1 小时，最后加盐调味即可。

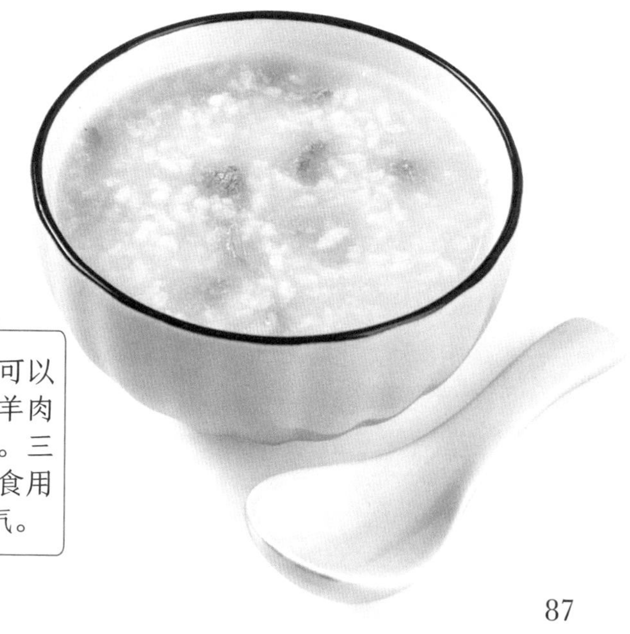

功效

人参和黄芪可以补中益气，羊肉可以补肾阳。三者一起煮粥食用可以补肾益气。

气阴两虚型冠心病调理：6 种家用中成药

1 生脉饮

益气养阴。用于气阴两亏，心悸气短，脉微自汗。

2 参麦胶囊

养阴生津。用于面色萎黄，心悸气短。

3 滋心阴口服液

滋养心阴，活血止痛。用于阴虚血瘀之胸痹。

4 益心胶囊

益气，养阴，通脉。用于心气虚或气阴两虚之胸痹。

5 益气复脉颗粒

益气复脉，养阴生津。用于气阴两虚之冠心病，心绞痛。

6 心通口服液

益气养阴，化痰通络。用于胸痹气虚，痰瘀交阻。